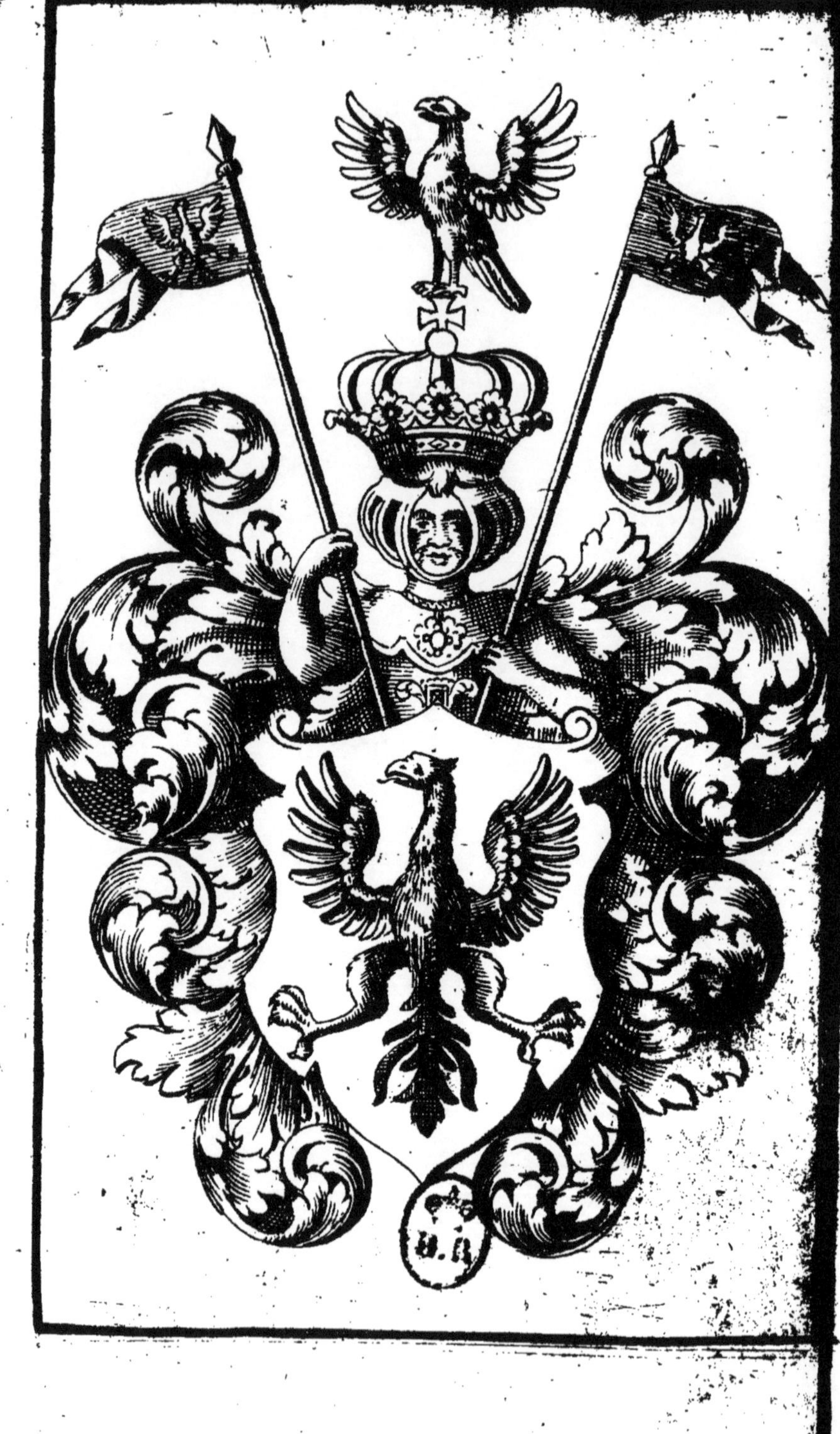

HIDRO-ANALISE DES MINERALES chaudes & froides DE LA VILLE IMPERIALE D'AIX-LA-CHAPELE

Divisé en deux parties.

PARTIE I.

CONTENANT

La description des Eaux minerales chaudes ; les maladies qu'elles peuvent guérir, tant par la boison, que par les bains ; & la régle & la diete qu'on y doit observer, Par J. F. BRESMAL, Docteur en Medecine.

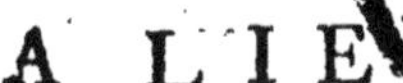

A LIEGE,

Chez JOSEPH-LOUIS DE MILST.

M. D. C. C. I. I. I.

PRÆNOBILIBUS, STRENUIS, AMPLISSIMIS, CLARISSIMIS, CONSULTISSIMIS, ORNATISSIMISQUE VIRIS,

AC DOMINIS

D. MATHIÆ MAW,

ET

D. BALTHASARI FEIBUS

alternativè ab aliquot annis

MONO-CONSULIBUS REGENTIBUS,

NECNON

RELIQUIS D.D. OFFICIATIS PRIMARIIS ET SENATORIBUS,

totique inclyto

MAGISTRATUI

Cæsareæ Sedis, & liberæ Imperialis Civitatis, ac Reipublicæ Aquisgranensis, Dominis Patronis & Mœcenatibus suis, omni observantiâ colendissimis.

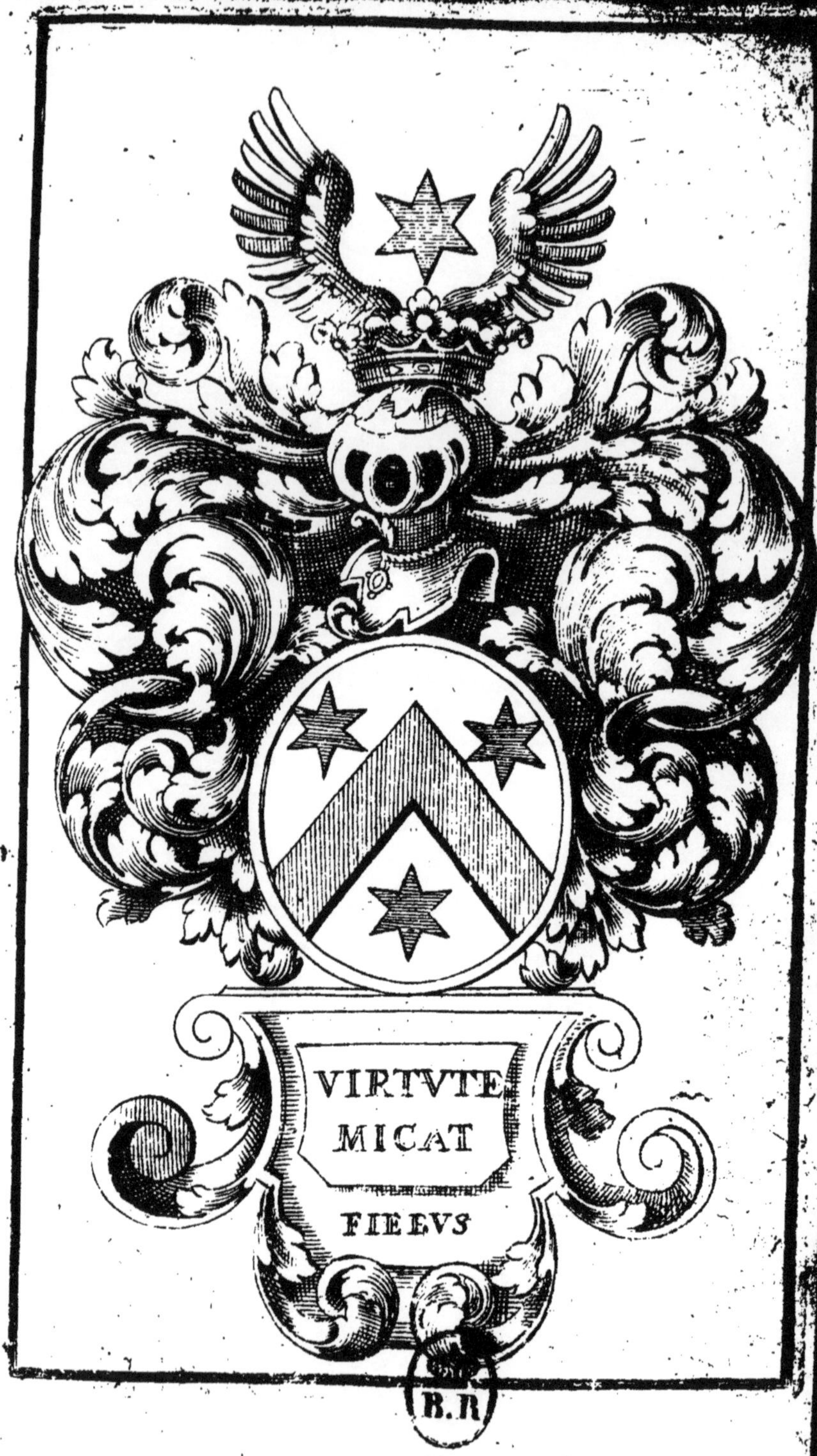
VIRTVTE
MICAT
FIEEVS

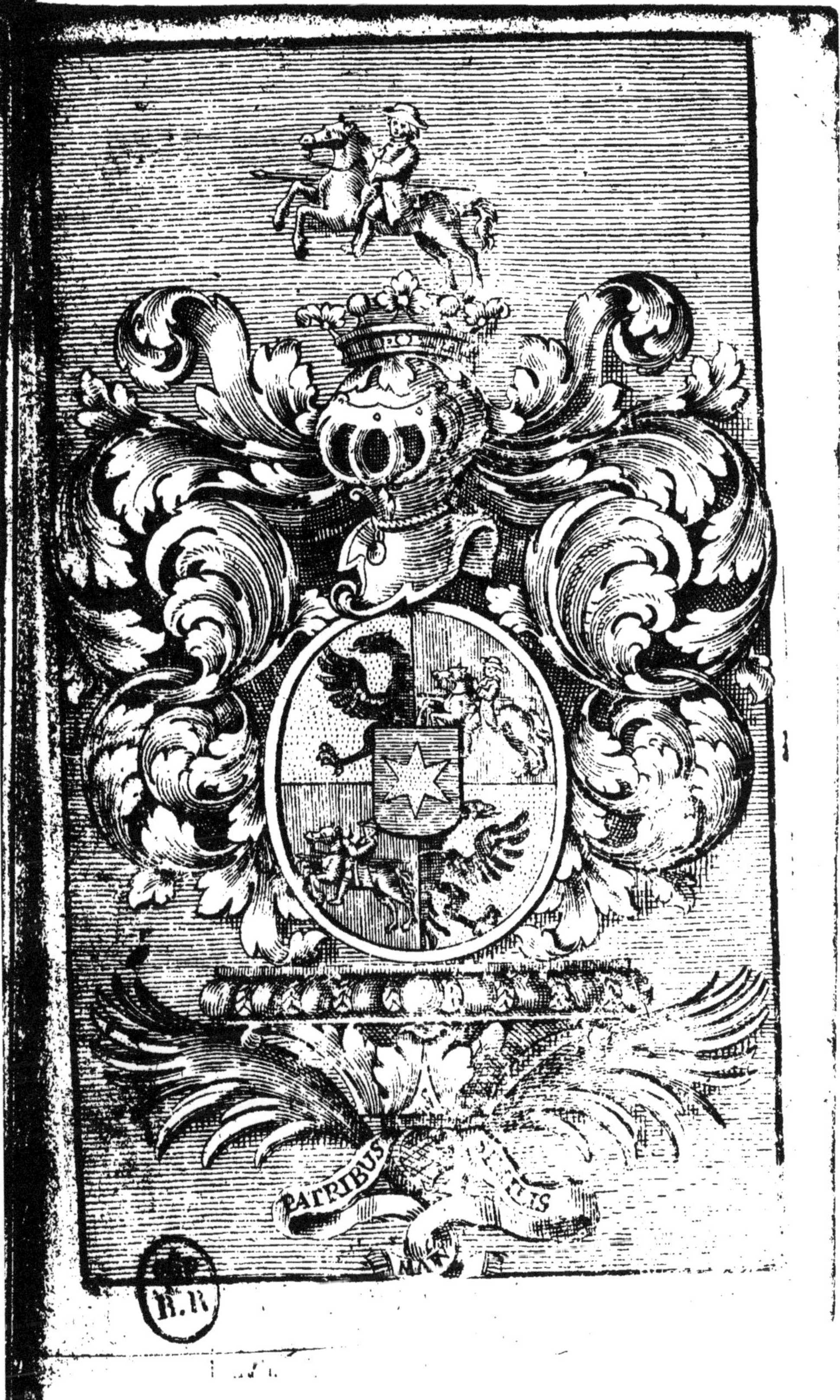
PATRIBUS

A
NOBLES ET ILLUSTRES
SEIGNEURS
MATHIAS MAW,
ET
BALTHAZAR FEIBUS

Depuis quelques années alternativement Bourguemaîtres Regens de la Republique, Cité libre, & Siége Imperial d'Aix-la-Chapelle.

ESSIEURS,

Voiçi la description que j'ai faite de vos Fontaines chaudes, & une nouvelle Analise de la Fontaine minerale froide & ferrugineuse, qui prend sa source dans votre Ville Imperiale, aussi-bien que les chaudes. Il est juste que je vous offre l'un & l'autre, puis que c'est par les soins que vous prenez pour l'avantage du du Public, qu'ils voient le jour : il seroit même necessaire, si je voulois suivre le stile ordinaire des Epitres Dédicatoires, de faire un détail de vos merites : je laisse cette route pour en prendre une plus sûre : les hommes d'esprit & de vertu, sçavent bien que les loüanges qu'un Auteur leur donne, sont toûjours suspectes de flaterie : les Lecteurs n'en croient que ce qu'il leur plaist, & le plus souvent rien du tout : ce seroit mal faire sa Cour à un Héros, de le harasser du conte ennuieux des faits heroïques de ses Ancestres, encore moins du détail de ses propres lauriers, la gloire de les avoir merités le contente, ils éclatent toûjours d'eux-mêmes, & on les flétriroit plûtôt par des loüanges outrées, que de leur donner un plus grand lustre. Que serviroit-il à votre gloire ? si je disois, que vous possedez

ſedez les vertus de Brutus & de Caton, pour bien gouverner une Republique : on n'a qu'à faire remarque ſur l'état floriſſant où ſe trouve aujourd'hui votre illuſtre Patrie par le ſage & prudent Gouvernement du Magiſtrat, & ſur le choix alternatif que le Peuple fait depuis quelques années de vos perſonnes ſeules, pour connoître tout ce que vous valez : Il eſt inutile de dire que vous ſacrifiez tout pour l'avantage de votre Ville Imperiale : Charles le Grand ne l'a pas tant diſtinguée des autres, quand il l'a nommée la Capitale du Royaume, que pour un merite particulier que cet Empereur toûjours auguſte, & toûjours heureux, a reconnu dans les habitans de ſon temps : vous étes de leurs deſcendans, on le ſçait : vous ne degenerés pas, il eſt connu : Patribus ſimiles, virtute micatis. *Il eſt donc ſuperflu que je le publis blie ; cela eſt de la ſçience de toute l'Europe, je me contente de faire des vœux pour votre proſperité publique & particuliére, & de vous aſſeurer que je ſuis en très-profond reſpect,*

MESSIEURS,

Votre trés-humble
& trés-obéïſſant
ſerviteur J. F.
BRESMAL.

AVIS

AU LECTEUR.

J'Ecris dans ce Traité, les Eaux minerales chaudes & froides de la Ville Royalle d'Aix-la-Chapelle, quoi que les prémieres soient déja assez fameuses par les bons effets qu'elles ont produits au corps humain depuis plusieurs siécles par les bains, & nouvellement par la boisson, que les Didier, Blondel, Heusch, Duschen, Oliva, & autres doctes personnages ont prescrite avec tant de raison, de régle, & de bonne conduite, que les sens ne laissent rien ignorer de leur puissante vertu à ceux-mêmes qui veulent douter des choses les plus apparentes & vrai-semblables : & quoi

quoi que les ſécondes ayent été analiſées, approuvées, & deſcrites par ces ſçavans Medecins ; l'experience a montré du depuis, qu'ils ne ſe ſont point trompez, quand ils ont approuvé les Eaux minerales froides, auſſi bien que les chaudes. S'ils ont erré dans quelque choſe, c'eſt d'avoir été trop reſervés à publier leurs vertus.

J'ai diviſé mon Ouvrage en deux parties : la prémiere contient la deſcription des Eaux minerales chaudes ; la ſeconde raporte l'analiſe que j'ai faite des Eaux minerales froides : Elle explique leur qualité, & leur vertu dans la Médecine pour la gueriſon de pluſieurs maladies : elle enſeigne la régle qu'on doit ſuivre pour les boire, & la diete qu'il faut obſerver en les beuvant : enfin elle propoſe, & ſoud les difficultés qu'on peut avancer contre l'établiſſement de cette Fontaine.

Dans la premiere partie je raporte l'analiſe des Eaux Thermales d'Aix, je décris au long leur qualité, je traite amplement les maladies qu'elles gueriſſent : j'explique de quelle maniére elles agiſſent pour guérir, & je donne une régle qu'on doit obſerver, ſi on veut recuperer ou conſerver la ſanté que tout le monde recherche. Il eſt ſûr que les Eaux minerales froides & chaudes d'Aix-la-Chapelle, ne manqueront jamais à produire leurs bons effets ſur ceux qui les prendront avec régle, & qui les boiront avec deſſein de guérir : je ne connois pas juſqu'ici des malades qui ont cherché & voulu leur guériſon par une bonne conduite, qui n'ayent obtenu le comble de leurs déſirs, principalement ceux qui les ont beües à propos, & pour chaſſer des maladies qui ſont dans la ſpheré active de ces Eaux : je me

gardera;

garderai bien d'aſſeurer qu'elles ſont utiles à toutes les maladies, je ne les publie pas pour univerſelles : ce pourquoi j'examinerai quand elles ſeront de ſaiſon, & les maladies qu'elles peuvent chaſſer : je tacherai à développer les temperamens & les complexions ſur les divers principes des anciens & des modernes : rien n'eſt ſi neceſſaire que cette connoiſſance pour préſcrire les Eaux avec ſuccés. Je m'étudierai à découvrir les qualitez & les vertus des Eaux minerales chaudes & froides d'Aix, & de les mettre dans leur plus grand jour : pour cela je ne negligerai rien pour leur exacte analiſe, ſelon les préceptes de l'art ; j'en ferai un fidéle raport, raiſonné ſur le principe de l'acide & de l'alcali. Mon deſſein étoit auſſi de pénétrer, ſi les aſtres ont

ont de la correſpondance avec le corps humain, & avec les remedes, & ſi on doit obſerver leurs mouvemens pour boire les eaux minerales. Je le laiſſe pour une autre occaſion : on pourroit le prendre pour une digreſſion : même la Medecine d'aujourd'hui obſerve ſi peu le mouvement du Ciel, & la ſçience en eſt ſi difficile, que je crains d'apporter plus d'embarras aux Medecins, qui préſcrivent les Eaux minerales, & plus d'inquietude d'eſprit à ceux qui les boivent, que de profit & de ſoulagement ; car rien ne nous trompe davantage que les choſes céleſtes : le Prophéte Job nous l'apprend au chapitre 30. par ces paroles : *numquid noſti ordinem cœli, & pones rationem ejus in terra ?*

Voilà le deſſein de ce petit ouvrage : je ne m'attens pas qu'il ſoit du du goût de tout le monde : je ſuis perſuadé que ceux qui ont jetté leur venin ſur les ouvrages que j'ay donnés au public, ne ſeront pas plus favorables à celui ci : je leur demande pour grace, ſi j'en puis eſperer de ceux dont l'envie n'épargne perſonne, que leurs cenſures ne ſoient plus des coups de langues : il eſt lâche de porter un coup d'eſpée dans les reins de ſon rival ; & rien n'eſt plus généreux que de l'attaquer en face, & de partager le peril avec lui.

Je veux dire par là, que ſi mes cenſeurs trouvent à redire à mes écrits, ils doivent le faire publiquement, afin que je me puiſſe défendre : il eſt de leur conſçience, ſi j'avance des ſiſtêmes inſoutenables, de les détruire. Du moins je leur promets, que je ne leur ferai pas le deshonneur de me rendre ſans combattre ; ſi je ſuis vaincu

vaincu , leur triomphe ſera d'autant plus grand , que je leur diſputerai opiniâtrement la victoire : ſi ce malheur m'arrive , je me conſole d'avance , je ne ſerai pas le prémier Icare , à qui la cire des aîles a fondu. Cependant , je ne laiſſe pas de me flater de quelques ſuccés : s'il ſe trouve des Mômes envieux, il ſe rencontre auſſi des hommes d'honneur & d'expérience, qui ne connoiſſent point l'envie & la malice , dont je puis eſperer juſtice. Enfin , le ſort le plus heureux que je demande pour ce Traité , eſt qu'il puiſſe étre avantageux à mon prochain, afin qu'il eût ſujet de remercier l'Etre des étres , le Principe des principes , Celui de qui procede tout bien , la vie , & la ſanté , & à qui eſt dû tout l'honneur & la gloire , comme

il

il eſtoit au commencement, comme il eſt à préſent, & comme il ſera ſans fin dans tous les ſiécles des ſiécles.

HIDRO-

HIDRO-ANALISE

DES

MINÉRALES

Chaudes & froides de la Ville Royale d'Aix-la-Chapelle.

PREMIERE PARTIE.

CHAPITRE I.

L'origine des Fontaines, ou le paralelle du macroſcome & du microſcome.

LE petit Monde eſt le portrait du grand, on voit réluire dans celui-là, l'abregé des merveilles de celui-ci, la nature travaille ſur le même mechaniſme dans l'un & dans l'autre : la circulation des Eaux ſe fait par un même agent, que la circulation du ſang ; ſi l'une fournit toutes les particules materielles pour l'accretion des métaux, des mineraux, & la vegetation des plantes, l'autre diſtribüe à toutes les parties de l'animal ce qui eſt neceſſaire pour les accroître & les nourir.

Les anciens ont appellé avec raiſon le monde un grand animal, à cauſe de ſon mouvement continuel, & qu'il contient, auſſi bien que l'homme, dans ſon cœur, ou ſi vous voulez dans ſon centre, les puiſſances de l'Archée ſpirituelle, qui lui donne & lui conſerve la vie qu'il communique à toutes ſes parties animales, vegetables, & minerales, qui par le moien de la circulation des eaux, tirent de la terre leurs matiéres physiques.

La circulation des eaux se continüe par fermentation intestine, causée par les particules héterogenes, que les eaux entrainent avec elles de la dissolution des mixtes, lors qu'elles sont leur cours sur la superficie de la terre : que les eaux circulent, je ne crois point qu'on en puisse, ni qu'on en veuille disconvenir, outre ce que l'Ecriture Sainte raporte au vers. 7. de l'Ecclesiaste 1., la raison ne nous en laisse pas douter. Les Fontaines tariroient, & les ruisseaux, & les riviéres cesseroient de couler, s'ils ne prennoient leur origine d'une source inépuisable. Il n'y a ni plus ni moins aujourd'hui d'eau dans la terre, ni sur la superficie que la seconde journée de la création, quand Dieu a separé les eaux d'avec les eaux, & a commandé un Firmament, *fiat firmamentum in medio aquarum*, *&* *dividat aquas ab aquis &c.*

Depuis cet inſtant, elles ont toûjours circulé pour ſervir de vehicule, & d'union aux particules differentes de la terre pour la propagation des mixtes dans les trois regnes : Toutes les rivieres retournent à la Mer, & cependant elle ne regorge point, parce que comprimant ſon fond par la grande peſanteur de ſes eaux, elle s'inſinüe dans le centre de la terre impregnée par diverſes particules materielles ou héterogenes, qui s'uniſſant avec les parties bitumineuſes & autres, avec les fermens acido-ſulphureux ou eſurins, comme van Helmont l'appelle, avec les acido-volatiles & les ſalino-volatiles, font enſemble une efferveſcence violente : Dans cette action les eaux ſont reduites en vapeurs, impregnées des principes, & ſont auſſi portées vers la ſuperficie de la terre : chemin-faiſant elles ſe dépoüillent, multiplient les miniéres dans le centre, portent à la circonference les matiéres neceſſaires à la vegetation ; enſuite ſe condenſant de nouveau, elles donnent l'origine aux Fontaines, dont les ruiſſeaux coulent, les rivieres ſe groſiſſent, & ſe déchargent dans la Mer.

L'homme ou le microſcome vit auſſi par la puiſſance de l'Archée ſpirituelle, qui reſide dans le cœur, d'où elle ſe communique à toutes les parties avec les ſubſtances materieles par le moyen de la circulation du ſang, qui ſubſiſte par la fermentation, laquelle dépend des deux ſels héterogenes ; ſçavoir l'acide & l'alcali : leur combat entraine dans le même mouvement les autres parties du ſang, & celles du chile nouvellement menées à la maſſe, pour la ſanguinification, d'autant plus facilement que les alimens, dont ſe forme le chile, contiennent en eux-mêmes des acides & des alcalis, qui étant mis en action par les levains de l'eſtomach, du pancreas, & de la bile (qui enſemble compoſent le celébre *triumvirat* de Helmont) ne ſervent pas peu à cette réaction harmonique, qui continüe & la reparation & le mouvement de la maſſe du ſang, d'où s'enſuit la diſtribution œconomique qu'elle fait à tous les membres de la Republique humaine. Etmuller & beaucoup d'autres prétendent qu'un quatriéme ferment ſalino-volatile, reſide dans le ventricule gauche du cœur, & que celui-là eſt caracterisé de l'archée spirituelle : l'action pourtant en est limitée, & quoi qu'il porte la vie, il ne peut agir sans une certaine disposition du sang, qui dépend des deux sels volatiles, acide & alcali, dont les diverses dispositions font les diverses complexions : j'en parlerai dans un Chapitre particulier.

C'est donc par la circulation que dans le grand monde & dans le petit, toutes les parties de l'un & de l'autre tirent la vie, leur accretion, & leur nourriture : l'archée spirituelle est l'agent de vie dans tous les deux, il anime les differens fermens *acido-volatiles* & *salino-volatiles*, & donne le mouvement à ces sels dans leur combat : la connoissance de cette correspondance est necessaire, si on veut tirer du macroscome, de quoi rendre les conditions requiſes à ces fermens, en cas qu'ils viennent à ſe détraquer dans le microſcome.

Les eaux minerales contiennent de ces ſels acides & alcalis, dont les diverſes Combinations avec les autres parties de la terre les rendent veneneuſes ou ſalubres : nous examinerons dans la ſuite du préſent Traité, ſi les eaux minerales chaudes & froides d'Aix, poſſedent de ces ſels propres à remettre la maſſe du ſang dans un tel ordre, que les eſprits vitaux & animaux qui s'engendrent continuellement, ſoient toûjours éclatans, parfaits & lumineux, pour faire vivre l'homme d'une ſanté entiére, & pour lui rendre celle qu'il auroit perduë.

Il y a de deux ſortes de fontaines, des ſimples & des minerales, j'appelle fontaines ſimples, celles dont les eaux ſe ſont en tranſcolans dans les entrailles de la terre, entiérement depouillées des principes formels & materiels des mineraux, desquels elles étoient impregnées dans la fermentation centrale, Je nomme fontaines minerales, celles qui sont encore chargées des principes embrionés des mineraux, qui se fixéroient, s'ils étoient arrêtés dans des matrices convenables : celles-ci peuvent être autant distinguées, qu'il y a des metaux & des mineraux differens ; leurs qualités actuelles & potentielles les differencient encore, les fontaines minerales sont actuellement chaudes, ou actuelement froides, & ont la puissance du chaud & du froid en differens degrez, selon qu'elles sont acides, alcalines, ou neutres, ce qui les distingue autant que ces sels peuvent causer d'effervescences differentes, d'où résortent divers dégrés de rarefaction, & de condenſation. Il eſt temps de fermer ce Chapitre, il ſeroit inutile de s'extendre ſur la maniére dont la nature produit les Fontaines minerales, & ſimples. J'ay exposé ma penſee ſur ce ſujet, dans ma Circulation des Eaux, où je renvoie mon Lecteur curieux.

CHAPI-

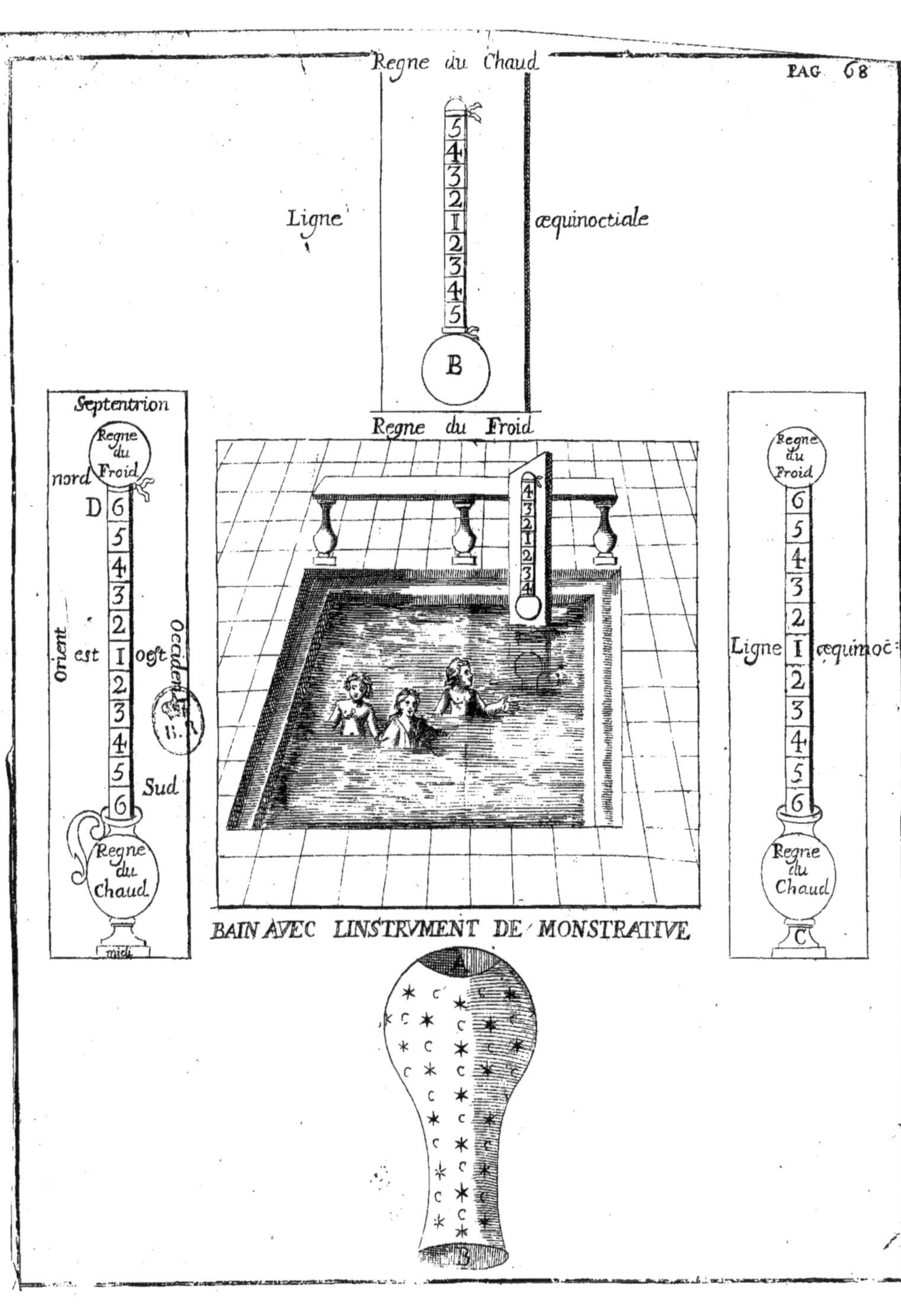

BAIN AVEC L'INSTRVMENT DEMONSTRATIVE

CHAPITRE. II.

L'Analiſe des Eaux thermales d'Aix.

L'Evaporation eſt le ſeul chemin qu'on doit ſuivre pour l'Analiſe des eaux : la diſtillation , le poid , la putrefaction , & la précipitation ne donnent point de connoîſance certaine de leurs qualités : par la putrefaction il ſe fait une alteration dans les mixtes , qui les change toûjours de nature. Par la diſtillation , on ne découvre pas davantage , que par l'évaporation , & il eſt inutile d'eſperer en diſtillant , d'empriſoner des eſprits que les eaux minerales contiennent ; l'homme eſt encore à naître qui pouroit ſe vanter d'avoir découvert quelque choſe par ce moyen. La précipitation peut davantage pour l'analiſe que la putrefaction; la diſtilation & le poid moyens auſſi inutiles que le précedent. La précipitation ſe fait par l'infuſion des acides & des alcalis ſpiritueux & liquides : je n'ay jamais obſervé d'efferveſſence dans les eaux minerales par leurs moyens, ſoit que les matiéres contenuées ſoient énervées par la grande quantité d'eaux, ſoit qu'elles ne ſoyent ni purement acides, ni purement alcalis : il arrive pourtant trés ſouvent que les eaux minerales dépoſent quelques matiéres aprés l'infuſion des eſprits acides. & alcalis : pour lors on reconnoit quelque choſe de leur nature, à cauſe qu'on prétend que c'eſt une axiome inconteſtable que *les acides ſe précipitent par les alcalis, & les alcalis par les acides*. Il regne dans toutes les eaux minerales un eſprit acide ou eſurin

dont les plus alcalines ne ſont pas exemptes. Vicaire veut que ce ſoit leur diſſolvent&leur cauſe efficiente: voiçi comme il s'explique : " je con-
„ nois , dit-il , pour la cauſe ef-
„ ficiente des eaux minerales , un
„ eſprit acide univerſel interieur
„ de la terre , & ſeparé des mé-
„ taux & des mineraux , lequel
„ aidé de l'eau travaille diverſe-
„ ment ſur les mêmes métaux &
„ mineraux , & produit ainſi di-
„ verſes eſpeces de fontaines mi-
„ nerales : voiçi le texte „ *dico ergo cauſam efficientem aquarum mineralium ſalubrium (poteſt etiam inſalubrium intelligi) eſſe ſpiritum quemdam univerſalem à metallis & mineralibus ſeparatum, qui mediante aquâ in eadem metalla & mineralia variè operando , varias quoque fontium medicatorum differentias producit. Vicar. hidro. phil. nov. ſect. 7. doctrin. theoret. p.* 29.

Ce texte n'a point de raport avec le méchanisme de la nature : je ne nie pas dans la terre un esprit universel acido-volatile, qui serve de ferment pour la préparation de toutes les autres parties. mais il n'est pas separé des métaux & des mineraux comme Vicaire le pense mal à propos. Cet esprit acide, si cela étoit, seroit particulier de chaque mineral, & pas universel, comme il le publie : de-plus les mineraux seroient leur propre destructeur, si leur propre esprit pouvoit agir à leur dissolution aidé de l'eau simple : bien éloigné de là, l'esprit acide universel travaille dans le centre de la terre à la fermentation, & par elle à la disposition necessaire des particules, pour l'accretion des métaux, des mineraux, & des autres mixtes des trois classes.

La projection de la poudre de

noix de galles ſur les eaux minerales chaudes d'Aix les blanchit en laict, ce qui prouve qu'elles ſont ſulphureuſes : La noix de galle tient de la nature des alcalis, & les alcalis ſolides ou liquides font toûjours cet effet ſur les eaux minerales ſulphureuſes, ſoient-elles actuellement chaudes ou froides. Le ſel nitre & le ſel marin concentrés par l'acide ſulphureux du vitriol, projetté ſur nos eaux minerales chaudes ne prouvent pas moins qu'elles en contiennent : elles ſe teignent d'abord d'une couleur pourprée, ce qui ne ſe fait que par l'union de deux ſouphres.

Ces preuves quoi que ſolides, ne ſont point ſi convainquantes que nos ſens ; notre odorat ne nous laiſſe pas douter que les eaux thermales d'Aix, auſſi bien que celles de Bade ne contiennent la ſubſtance du ſouphre diſſoud, & notre veüe nous découvre des marques qu'on ne peut rebuter dans la grande abondance du ſouphre & de ſes fleurs, qu'on voit fixées avec les ſels thermaux dans les puits des bains, principalement dans celui qu'on nomme *de l'Empereur*.

Les parties ſulphureuſes aqueuſes & les eſprits acides êrant ſeparez par l'évaporation, il reſte ſur chaque tonne une livre de ſel thermal, peu plus, peu moins, ſelon qu'elles ſont diverſement chargées.

Les eaux minerales ſont ſujettes aux viciſſitudes, auſſi bien que les autres étres ſublunaires.

Le ſediment de nos eaux eſt dans la controverſe Monſieur Heuſch veut que ce ſoit un ſel alcali tenant de la nature des ſels lixivieux : Meſſieurs Blondel & Didier avancent que c'eſt un chaos de ſel marin, de nitre, d'alun &c. j'ai méme avancé dans ma *Circulation* des eaux, d'avoir diſtingué les

ces ſels par leurs diverſes configurations : examinons les raiſons du prémier, qui ne ſont pas foibles, & tachons de les accorder avec la connoiſſance certaine que nous avons, que nos Eaux Thermales contiennent quelque portion de ſel, de nitre, d'alun &c. Le ſel gemme, dit cet Auteur, & le nitre, qu'on
„ croit contenus en ſubſtance dans
„ nos eaux, ſont des acides ſalés :
„ notre ſel thermal eſt d'une au-
„ tre nature, & ce n'eſt pas ſans
„ raiſon, que Monſieur de le Boë
„ Silvius, le nomme lixivieux :
„ voiçi le paſſage. *Cùm velint eſſe ſal gemmeum, nitrum &c., falluntur tamen, cùm conſtet eſſe ſalia acido-ſalſa : quod de ſale noſtro thermali negatur, quod propterea, non immeritò ab expertiſſimo Doctore Franciſco de le Boë Silvio, ſal thermale noſtrum lixivioſum fuit appellatum. Heucsh in expe-*

riment. doctrinal. Annot.

Abheers dans ſon traité des eaux de Spa ſemble confirmer le ſentiment de Monſieur Heucsh quand il dit, que les eaux minerales ne peuvent pas participer du nitre, à cauſe que ce ſel ne ſe rencontre que dans la ſuperficie de la terre & point dans l'interieur, à raiſon du défaut de l'air acide. Vicaire ajoute pour plus forte raiſon, que ce mixte eſt du regne animal & pas du mineral. Glauber combat bien ces ſentimens, il aſſûre que nul mixte n'eſt dans les trois regnes ſans ſel nitre, ce qui eſt trés probable, d'autant que le ſel alcali des mineraux & des vegetaux & l'acide de la terre, ne ſont pas d'autre nature, que l'acide de l'air & le ſel alcali des animaux, dont on prétend que ſe produit le nitre.

Il eſt vrai que le chaos des ſels thermaux paroît alcali, comme a trés-bien remarqué M. Heucsh, à cauſe, dit il, qu'il fait effer-veſcence avec les eſprits acides, & que s'humectant à l'air, il paroît diſpoſé à ſe changer en nitre.

Cette efferveſcence que les ſels thermaux font avec les eſprits acides, marque ſans doute, que l'acide qui regne dans les eaux minerales ne ſe concentre pas dans ces ſels, & qu'il ſe diſſipe preſque tout : cela n'empêche pas la diverſe configuration dans les ſels, qu'on diſtingue dans ce chaos : quoi qu'ils paroiſſent alcalis par l'effervefcence qu'ils font avec l'eſprit acide contre la nature ordinaire de ces ſels, cela ne prouve pas qu'ils ſoient entierement exempts d'acide : il ne ſe donne point de mixtes qui ſoient purement acides ou purement alcalis, pour peu qu'ils tiennent un peu plus de l'un que de l'autre, ils ſeront toûjours efferveſcence avec leurs contraires, principalement s'ils ſont bien volatiles, & épurez, comme ſont, par exemple, les eſprits acides & alcalis dont nous nous ſervons dans nos experiences.

J'avoüe que les ſels divers qu'on obſerve aprés l'évaporation des eaux minerales chaudes d'Aix, ne ſont pas ſi ſaturés d'acide que les communs : le ſel gemme & le ſel commun contenus dans nos eaux ne participent pas entiérement de la terre ſulphureuſe, qui n'eſt jamais ſans acide & qui entre toûjours dans leur compoſé : Je confonds le ſel gemme & le ſel commun, à cauſe qu'ils ſont tous deux d'un même Pere, & ils differencient ſeulement en cela, que celui-ci coule avec les Eaux par les fiſſures de la terre, & que celui-là, conduit par les vapeurs des mêmes Eaux, se fixe dans ses entrailles. Le nitre n'a point tant de matiére inflammable, & n'est pas si acide que l'ordinaire, ce qui fait qu'il n'a point tant de force que celui dont on fait la poudre à canon : enfin, l'alun &c. sont plus foibles que le commun, & ne sont pas si saturés d'acide, leurs pores n'en étant pas autant remplis qu'ils pourroient, ils font encore effervescence avec les esprits acides : ils ne laissent pas pour cela, quoi que moins acides d'être aussi bien sel, nitre & alun que les communs ; un homme sans esprit & paresseux est également homme que le plus spirituel & le plus actif : Il y a differens dégrés dans chaque espéce qui font la necessité des comparatifs, des superlatifs & des diminutifs : par exemple, un sel acide nitreux, un autre plus acide que celui-là, un troiſiéme le plus acide de tous : il va de même des dégrés du diminutif, un peu acide, trés-peu acide, & le moins acide de tous. Perſonne n'ignore que les ſels, le nitre, l'alun commun &c. ſont trop corroſifs pour étre remedes, & qu'il faut qu'ils ſoient bien corrigés par l'art, ſi on doit les reduire à l'uſage interieur. Je ne parle pas du ſel commun, on ne peut s'en paſſer, & il eſt même utile & très-ſain dans nos répas pour la ſanté du corps humain, ſi pourtant on en fait un uſage moderé.

Ce défaut d'acide dans les ſels de nos Eaux thermales leur eſt trés-avantageux. Ces ſels ſont pénetrans & alcalins, & les parties graſſes, bitumineuſes & ſubtiles, jointes à l'eſprit acide univerſel, achevent d'en compoſer un rémede pour les hommes dont on ne ſçauroit aſſez remercier le Toutpuiſſant: ce ſont ces parties graſſes & bitumineuſes qui jointes avec l'eſprit acide ſe fixent en ſouphre dans les puits des bains : l'experience que Vicaire raporte, prouve la verité de ce que j'avance : prénez un gras inflammable, comme par exemple l'huile de therebentine, de Geneve, ou d'ambre, mélez-le avec un eſprit acide volatile, diſtillé par la rétorte, il vous reſtera un ſouphre vif & trés-parfait : *Recipe pingue aliquod inflammabile, v g. Oleum therebentinæ, juniperi aut ſuccini &c. diſtilla per retortam, & acquires ſulphur vivum perfectum.* Vicar. hidro-phil. nov. ſect. 1. pag. 47.

Il reſte à remarquer que les ſels thermaux, qui reſtent aprés l'évaporation, étant mis dans un creuſet au feu de fonte, ſe mettent d'abord en fuſion : dans le tems qu'ils reſtent au feu on voit paroître pluſieurs petites flammes de même couleur que celles du ſouphre vif quand il brûle , ou du ſel commun qui eſt en fonte : les ſels enſuite prénent une couleur ferrugineuſe , & demeurent fixes, ils ſe diſſoudent pourtant dans l'eau commune , qui étant filtrée & évaporée rend les ſels trés-blans, leſquels réexpoſés de nouveau au feu de fonte n'ont plus de fixité , & ſe diſſipent entiérement. Les petites flammes qui ſont de couleur de celles que le ſouphre vif ou le ſel commun donnent quand ils brûlent , declarent que les ſels mineraux ſont melés de quelques petites portions de ſouphre , & de ſel , qui ſe ſont fixés dans l'évaporation : La couleur ferrugineuſe des ſels & leur fixité dans la prémiere fonte , découvrent quelques parties fixes & metalliques , peut-être même du fer, lesquelles étant separées par la filtration , laissent ces sels faciles à être volatilisés.

CHAPI-

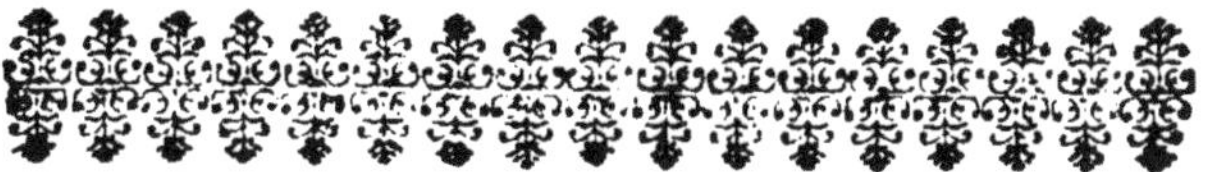

CHAPITRE III.

De la chaleur actuelle des Eaux mineralles d'Aix.

RIen n'eſt plus dans la controverſe entre les Philoſophes, que la cauſe efficiente de la chaleur actuelle dans les eaux : les uns veulent pour cauſe un feu ardent dans le centre de la terre : les autres aſſignent les volcans : Quelques-uns diſent que les Eaux s'échauffent par une réaction ſur des certaines matiéres, de même que l'eau commune ſur la chaux : enfin les plus ignorans attribuent la chaleur actuelle à des qualitez occultes ou imaginaires.

Quant à moi, je ſoûtiens que la fermentation centrale eſt la ſeule cause efficiente de la chaleur actuelle dans les eaux, les particules héterogenes de la terre & les fermens acides & alcalis continuent cette action : la chaleur actuelle du sang, par exemple, dans l'homme se fait par la seule réaction de ces sels volatiles acides, & par cette action les divers principes contenus dans les alimens, sont rendus propres à être convertis dans la substance de chaque partie du corps, soit pour servir à leur augmentation, soit pour réparer ce qui se dissipe tous les jours : Pourquoi le mechanisme dans le grand animal ne seroit-il pas le même ? & pourquoi auroit-il besoin d'un feu de brazier pour échauffer les eaux, non plus que le corps humain pour donner une chaleur actuelle au sang ?

Les Eaux rentrainent les parties de la terre dans la mer par les rivieres , & les ruiſſeaux : la mer les conduit dans le centre de la terre , où elles ſont préparées par les fermens que la nature y a mis (auſſi-bien que dans le corps humain) pour multiplier , nourrir & augmenter les mineraux, les vegetaux & les animaux inſectes ou reptiles , c'eſt-à dire ceux dont la ſeule génération ne fait pas la propagation de l'eſpéce.

Les volcans mêmes tirent de l'action de ces fermens dans le centre, les matiéres inflammables qui les font brûler toûjours ; ce qui ne ſe pourroit faire ſans la circulation des principes , pour le raport des nouveaux alimens. En vain Monſieur Heucsh veut deſtruire ce ſyſtéme , la raiſon qu'il avance eſt trop foible , & bien facile à réfuter : Il n'y a pas (dit cet „ Auteur) une quantité ſuffiſan- „ te de ces ſels contraires dans nos

„ Eaux minerales pour leur don-
„ ner cette chaleur actuelle.

Je nie que la chaleur actuelle dans nos Eaux ſe produiſe par la contrarieté des ſels qui reſtent après l'évaporation : Si les Eaux ne contenoient que ces ſels, & l'eſprit acide, peut-être auroit-il raiſon : mais cette chaleur a pour cauſe les eſprits acides & les parties ſubtiles, graſſes, dont ſe fixe le ſouphre dans les bains, comme j'ai prouvé au chapitre précedent (par l'experience que j'ai raportée) cela eſt ſi inconteſtable, que dés que ces eſprits volatiles ſont diſſipés, la chaleur ceſſe : voilà pourquoi on ne peut tranſporter ces Eaux minerales avec la méme vertu ; les eſprits fuians facilement : étant ſeparés on ne doit plus attendre le même effet qu'à la ſource ni par les bains, ni par la boiſſon, quand même on leur rendroit par l'art un pareil dégré de chaleur. L'experience acheve d'ô-ter le doute qu'on pourroit a-voir ; prennez l'huile de Geneve & l'acide rectifié de celle de vitriol, comme on fait pour la compoſition du ſouphre artificiel , il ſe fera une effervescence trés-conſiderable qui échaufera de l'eau commune que vous y verſerez , à proportion de la ſphere active du mélange. Je conclus donc que les Fontaines minerales actuelement chaudes ſe font par l'action des fermens oppoſez ; & les minerales actuellement froides , par l'inaction qui s'opere par l'union , ou par la ſuperiorité de l'un , ou de l'autre de ces fermens, ou par des autres particules terreſtres,qui les lient & empêchent leur action : Cette difference provient des alterations diverſes, qui arrivent dans les entrailles de la terre , lors que les vapeurs de l'eau dans la fermentation , chargées de principes diversement embrionés, sont poussées à sa circonference.

Les Fontaines minerales par leurs qualités potentielles, sont salutaires ou veneneuses, les unes amolissent les pierres, les autres pétrifient les mixtes qu'on y jette, enfin leurs differences sont grandes & surprenantes : entre les plus rares, on doit conter celle de Louzana dans le Roiaume de Galice : cette Fontaine, qui est merveilleuse par ses particularités, est située dans la haute montagne de Cebret proche la source du fleuve Lours : elle a son flux & reflux comme la mer, quoi qu'elle en soit éloignée de plus de vingt lieues : mais ce qui surprend davantage, cette fontaine est quelque-fois froide comme la glace, & quelque fois aussi chaude comme si elle boüillonnoit, sans que jusqu'ici on ait ſceu alleguer aucune cauſe naturelle : pourtant il ne me paroît pas difficile d'en tirer le mechaniſme par raport à mon ſyſtême : cette fontaine eſt horiſonale à la mer ; quoi qu'elle en ſoit éloignée de vingt lieües & davantage, voilà la cauſe qu'elle a ſon flux & reflux comme elle : celà n'eſt pas ſi étonnant, il y en a plusieurs pareilles dans le monde : quant à la froidure actuelle de l'eau de cette ſource, elle lui eſt eſſentielle, & provient de ſa propre nature : pour la chaleur actuelle qui ſurvient de temps en temps, elle lui eſt accidentelle, elle a pour cauſe naturelle les exhalaiſons graſſes & ſulphureuſes jointes avec l'eſprit acide, auſſi-bien que la chaleur de nos Eaux thermales d'Aix : pourquoi cette chaleur revient ſeulement par intervalle dans cette fontaine, en voiçi la raiſon : Ces exhalai-

exhalaiſons ſubtilles, graſſes & acides montant de la fermentation centrale, ſont reſervées dans une cavité ſituée dans la terre, perpendiculairement ſous cette Fontaine : cette cavité ne peut contenir qu'une certaine portion de ces exhalaiſons, égaliſée à ſa capacité. Lors qu'elle eſt remplie, les nouvelles exhalaiſons ne laiſſent pas de monter continuellement du centre, ſe preſſent toûjours de plus en plus, & empéchent la liberté de leur mouvement inteſtin, d'où vient enſuite que fermentant avec force elles ſe dilatent avec violence, & ſe font place vers la ſuperficie de la terre, où ſe mélant en fumée à l'eau de cette fontaine qu'elles rencontrent, elles lui impriment cette chaleur, qui continüe tant que ces exhalaiſons ſoient entiérement diſſipées : pour lors l'eau de cette ſource retourne à ſa froidure naturelle, qui lui continüe juſqu'à ce que la cavité étant remplie des exhalaiſons nouvelles, elles ſe dilatent de nouveau & lui impriment auſſi de temps en temps, cette chaleur actuelle qui fait l'admiration des plus curieux.

CHA-

CHAPITRE IV.

Des temperamens & des complexions

LEs Philoſophes diſtinguent l'Archée en ſpirituelle & élementaire, la ſpirituelle donne l'eſſence & la vie aux divers accidens, qui ſont les animaux, les mineraux & les végetaux en toutes leurs eſpéces, leſquelles proviennent des different mélanges des principes materiels, ſujets à la corruption.

Les Anciens ont nommé quatre élemens ou principes, le feu, l'air, l'eau, & la terre. L'Abbé d'Aubri prétend de prouver la neceſſité des quatre, quand il dit au Chapitre prémier du livre qu'il intitule

„ *de l'Archée* : S'il n'y eût pas des
„ élemens contraires, s'il n'y eût
„ qu'un, il n'y auroit pas eu de
„ fin, parce qu'il n'y auroit pas
„ eu de diſpute, ſi deux, la diſ-
„ pute ſe ſeroit réglée à cauſe de
„ leur égalité, & ainſi il n'y
„ auroit pas eu de terme : Si
„ trois, ou il n'y auroit eu qu'un
„ qui auroit ſurmonté les deux
„ égaux, ce qui eſt impoſſible
„ & ne ſe peut faire en quoi
„ que ce ſoit, ou deux auroient
„ ſurmonté un, ce qui auroit
„ étouffé les corps dans leur naiſ-
„ ſance, à cauſe qu'un ne peut
„ pas reſiſter long-temps à deux
„ qui ont une pareille égalité :
„ il en a fallu donc quatre, afin
„ que la durée ne fût ni trop
„ longue ni trop courte, parce
„ que c'eſt une guerre continuelle
„ pour ſe ſurmonter les uns les
„ autres, y en ayant toûjours

„ deux, qui veuillent ſurmonter „ les autres, d'où finalement a„ prés un long combat, ſorte „ la corruption, & la deſtruc„ tion du ſujet diſputé.

Pourquoi deux ne pourroient-ils pas continuer la diſpute neceſſaire auſſi-bien que quatre? cet Autheur dit qu'il y a deux élemens toûjours unis, pour ſurmonter les deux autres, & que la diſpute ſe régleroit plûtôt entre deux, à cauſe de leur égalité, cela eſt auſſi veritable entre quatre qu'entre deux, & entre deux qu'entre quatre, ſi étant une fois mélangez, ils ne reçoivent aucun ſecours: par exemple, l'experience nous fait connoître que l'action d'un acide & d'un alcali melez ceſſe d'abord, mais ſi vous les renforcez tous deux de temps en temps, l'action durera tant qu'il vous plaira: Cela ſe fait ainſi dans tous les corps : dez que l'action des deux fermens naturels ceſſe, ils ſont privez de vie & ſont ſujets à la corruption : ce combat pourtant finit bien-tôt ſans le raport de nouvelle matiére. Nous voyons ce manége dans l'homme, la vie l'abandonne & l'action des quatre élemens ſupposez finit auſſi-bien que le combat effectif des ſels volatils acides & alcalis, s'ils ne ſont promptement ſecourus par les alimens que l'homme eſt obligé de prendre de neceſſité, s'il ne veut pas mourir. Il paroît par ce que je viens de dire que l'homme devroit toûjours vivre tant qu'il pourroit prendre des alimens, mais il faut pourtant remarquer, que l'un peut bien ſurmonter l'autre, aidé même des alimens qui tiennent plus de la nature de l'un que de l'autre.

Pluſieurs ſçavans ſoutiennent

que l'air , l'eau , le feu , & la terre ſont d'une même matiére, & qu'ils ne ſont diſtinguez que par les divers degrez de legereté, que la terre a acquis dans le mouvement univerſel, qui a dépendu du combat des ſels volatiles , acides & alcalis , qui durera tant que le monde ſubſiſtera. Sur ce pied ils diſent que la terre étoit entiérement peſante & indigeſte avant la création & la production de toutes choſes : par les mouvemens univerſels ayant reçû de l'alteration , on a nommé les parties les plus groſſieres & les plus condenſées, terres ; les fluides, eaux ; les ſubtiles, airs , & les rarefiez feux. Les Chimiſtes de leur coté, ſe ſont fait des principes à leur mode , & ont connu trois differentes terres dans la terre , qu'ils nomment ſel , ſouphre , & mercure, ils & pretendent que de leurs divers mélanges, ſe font les differentes réactions les unes ſur les autres par l'acide & l'alcali : d'où enſuite réſultent tant d'accidens, que l'archée ſpirituelle anime.

On peut facillement accorder les élemens des anciens avec les principes des Chimiſtes, ſi on veut donner à la terre le ſel, à l'eau le mercure, à l'air le ſouphre, & au feu les parties de tous les trois rarefiez dans le mouvement, qui ſont ces eſprits ſubtiles d'où dependent l'union de la forme & de la matiére. Des Principes ou des élemens réſultent les quatre qualitez premiéres des corps, le chaud, le froid, le ſec, & l'humide : le chaud conſiſte dans l'action, & le froid dans les corps qui vivent dans une inaction de raport à leurs divers dégrez de chaleur, car dans les cadavres le froid eſt une entiére privation du chaud :

qui se manifeste dans l'homme par l'action, car à mesure que la fermentation du sang est forte, & capable d'émouvoir les parties sulphureuses & les esprits, les mouvemens du poux sont violens, & le corps est dans une chaleur plus sensible : au contraire le poux foiblit, & le corps dévient manifestement plus froid, à mesure que le mouvement du sang est lent. La qualité humide est par raport à l'eau qui est la terre liquide, & la seche generalement parlant est son entiere privation.

De ces qualités prémieres on a combiné les neuf temperamens des corps (que l'Ecole enseigne par raport des uns aux autres) & les quatre humeurs, le sang, la bile, le phlegme, ou la pituite, & la mélancholie : on a nommé quatre complexions, sçavoir la sanguine, la bilieuse, la phlegmatique, & la mélancholique.

Les hommes ſanguins ſont d'un temperament chaud & humide : Il ont les cheveux roux, & la peau blanche, tâchetée de petites tâches jaunes : ils ſont ingenieux, doctes, pieux, de bonne foi, & ils vivent long-tems : Le ſang de ceux-ci eſt très-temperé, & de l'action juſte des ſels volatiles acides & alcalis : il ne ſe produit que des eſprits lumineux & parfaits : Ils ſont ſujets aux maladies provenantes des alcalis qui cauſent la diſſolution du ſang.

Les bilieux ont ordinairement les cheveux noir, & la peau tirant ſur le jaun : Leur ſang eſt chaud & ſec, à cauſe d'un ſel volatil alcali gras & inflammable, lequel produit des eſprits de même nature, qui s'allument facilement : c'eſt de là qu'ils ſont colères, hargneux, forts, hardis, belliqueux, laſſifs, impies, & ſans miſericorde: Ils ſont ſujets aux fiévres ardentes, à l'inflammation de la bile; d'où s'enſuit le delire & l'égarement des eſprits.

Les mélancholiques ont les cheveux entre le noir & le blan, & la peau aſſez blanche, pourtant un peu plombée: Ils ſont d'un temperament froid & ſec, lequel provient d'un acide condenſant, qui domine; ils ſont paiſibles, laborieux, induſtrieux, ſincéres, pieux, miſericordieux & craintifs, plus portez à pleurer qu'à rire: ils ont quaſi penchant à toutes ſortes de maladies, principalement ils ſouffrent de la débileté des membres.

Les phlegmatiques ſont d'un temperament froid & humide, qui provient de la ſuperiorité de l'acide: ont les cheveux & la peau blanche, & l'eſprit groſſier: Ils ſont endormis & pareſſeux : Ils ont les membres gros , ils ſont ſujets aux maladies de la peau, comme ulceres , galles &c. & aux fiévres intermittentes, provenant des humeurs froides & groſſieres. On n'eſt pas toûjours purement de l'une de ces quatre complexions , mais dans de certains corps elles ſe trouvent bien ſouvent mélangées ; ce qui ſe peut diſtinguer par la couleur des cheveux : Par exemple , la complexion ſanguine donne des cheveux roux , & la phlegmatique des blans : ſi ces deux complexions ſont mélées, les cheveux ſeront d'un harai-blond : Il faut raiſonner de même ſur le mélange des autres. Il eſt tems que je ferme ce Chapitre, crainte d'être ennuieux

CHAPI-

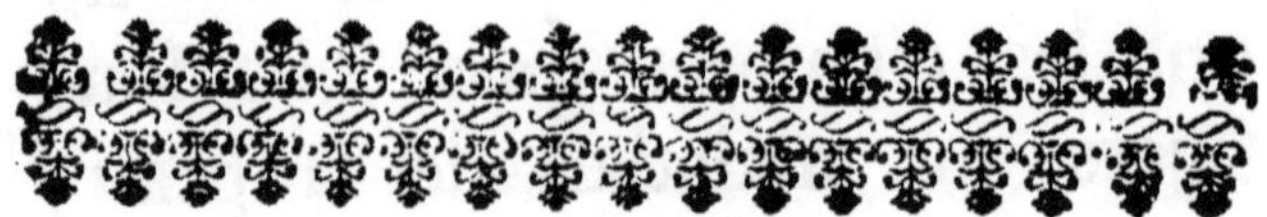

CHAPITRE V.

Les qualitez & les vertus des Eaux thermales d'Aix dans la Medecine, leur maniére d'agir ſur le corps humain, & les maladies qu'elles peuvent guerir tant par la boiſſon, que par les bains

RIen n'eſt plus admirable dans la nature, que les Eaux médicinales d'Aix: Elles poſſedent toutes les qualitez de l'Archée ſpirituelle, & de l'Archée materielle, dans un degré ſi parfait, que l'art ne peut pas fournir des remédes plus propres au corps humain, pour dompter la pluſpart des maladies, dont il eſt ſouvent attaqué. Je ne prétens pas de publier ces Eaux pour un remède univerſel : elles ne poſſedent pas les puiſſances archetiques dans une pureté ſi éminente que la Chryſopée ou la Medecine univerſelle, qui contient la matiére & la forme de toutes choſes. Il me paroit au moins, qu'on peut bien leur donner un rang entre les remédes ſubſtantiels, étant plus propres à donner une guerison parfaite que ceux de la Medecine Galenique, qui ſoulagent ſeulement les accidens des maladies en diminuant les quantitez. Nos Eaux agiſſent ſubſtantielement, tant par la vertu qu'elles poſſedent de l'Archée formelle & materielle, que par les fermens naturels du Macroſcome, dont elles ſont remplies pour corriger ceux du Microſcome, en qui nous avons enſeigné que Dieu a fait reluire tous les merveilles, & le mistére de la nature de celui-là par un méchanisme tout pareil.

De la juste harmonie des fermens volatils, acides, & alcalis, dépend la santé. Quand ils sortent de leur œconomie naturelle, le pauvre corps humain est battu de mille inconveniens, qui sont autant differens, que l'action de ces sels se peut diversement vitier, soit que l'un ou l'autre prédomine, ou peche contre sa nature.

Rien n'est plus efficace pour leur rendre le caractére qu'ils doivent avoir, que nos Eaux thermalles : sur tout à l'acide vitié, à raison qu'elles tiennent beaucoup davantage de la nature des alcalis. Ceux qui les ont analisées, sont certains de cette verité, & ceux qui lisent ce petit Traité, ont sans doute fait cette reflexion dans le chapitre ſecond, où l'analiſe de ces Eaux eſt décrite, car elles ſont compoſées de l'acide univerſel, ſans acreté doux & agréable, comme on le decouvre quand on boit les Eaux, dans les fleurs de ſouphres, dans les ſels ſeparez de l'Eau, & dans l'alcali volatil huileux & ſalin. Je dis alcali ſalino-volatil, quoique les ſels reſtent fixes aprés la ſéparation des parties aqueuſes, & même expoſez au feu de fonte: en voiçi la raiſon. Puis qu'étant ſeparez par la ſolution & par la filtration des parties métalliques, ils ſe volatiliſent facilement. Nos ſens achevent de nous convaincre de leur nature volatille, car nous voyons dans les puits des bains, & contre les murailles ſuperieures à l'horiſon de l'Eau, quantité de matiéres ſalines fixées avec les fleurs de ſouphre. Je nomme ces ſels alcalis, quoiqu'ils laiſſent

laissent sentir une petite acidité trés-agreable , lorsqu'ils se fondent sur la langue , à cause que la grande effervescence qu'ils font avec les esprits acides , les fait connoître plus de la nature des alcalis , que de celle de ces derniers , avec qui ils ne feroient point d'action , si leurs parties étoient entiérement homogénes.

Ainsi , on doit conclure , que nos Eaux thermales sont temperées dans leur nature , aussi propres qu'il y en ait au monde pour guerir les maladies internes & externes par la boisson , & par les bains. Il est vrai que par la superiorité de l'alcali , leur effet est plus promt à guerir les maladies qui proviennent de l'acide vicié dans la masse du sang , ou dans les prémieres voies par la dépravation de l'acide de l'estomach , ou du subacide du Pancreas : L'acide de cette prémiere voie ſert de ferment dans la digeſtion des alimens, & le ſubacide du Pancreas vient ſeulement ſe mélanger au mélange charié (à l'aide du mouvement periſtaltique) de l'eſtomach par le pilore dans le prémier inteſtin. La bile naturelle, qui vient auſſi ſe rendre & ſe mélanger dans ce lieu, étant ſalino-volatile, fait réaction ſur ces acides, ce qui acheve de caracteriſer le chile, qui paſſe enſuite par les veines lactées à la maſſe du ſang, pour la ſanguinification, qui, comme nous avons dejà ſouvent dit, dépend entiérement de la juſte action des ſels volatiles, acides, & alcalis.

Si l'acide prédomine, ou s'il eſt vicié, ce qui peut ſe faire de pluſieurs maniéres: Par exemple étant trop aigre, auſtére, ærugineux, nitreux, vitriolé, alumineux, & d'une multitude d'autres ſaüeurs, les digeſtions ſe vicient dans les prémieres voyes , & ſont l'origine des bolimos ou faim canine , des flux de ventre , des tranchées , des opilations de la rate , du meſentére , du pancreas , & des autres viſceres , d'où dépendent enſuite les fiévres intermittentes , les ſuppreſſions d'urine , la jauniſſe &c. Si le chile porte ſes mauvaiſes qualitez juſqu'à la maſſe du ſang , elle ſe détraque inſenſiblement : D'où réſultent enſuite les affections de la matrice , hipocondriaque , ſcorbutique &c. Si l'acide prédomine ſeulement ſans être vicié , les humeurs des prémieres voies ſe rendent plus groſſiéres &plus viſqueuſes , la circulation du ſang eſt plus pareſſeuſe , & plus tardive , d'où vient que les eſprits qui s'en engendrent n'étant ni bien exaltez , ni bien conditionnez , toutes les actions languiſſent,&tous les membres ſont dans une pareſſe& dans un abâtardiſſement profond, à cauſe que le ſuc nourricier qui s'y charie pour leur entretien, degénére en pituite viſqueuſe, d'où naiſſent les maladies chroniques, comme les cachexies, les leucophlegmaties, lespâles couleurs &c.

Nos Eaux thermales guériſſent toutes ces maladies par la boiſſon, à cauſe que l'alcali qu'elles contiennent, émouſſe les pointes de l'acide dominant, & que l'eſprit acide de ces Eaux le corrige s'il peche en qualité ; ce qui remet les fermens dans leur état naturel : la circulation du ſang ſe reveille, les eſprits deviennent plus actifs, & l'archée ſpirituelle qui ſe trouvoit opprimée, reprend de nouveau ſes forces, & ſa vigueur, & favoriſe toutes les parties des raïons éclatans de ſa lumiére. Par exemple nos Eaux guériſſent le bolimos ou faim canine, qui eſt cauſée par l'acide volatile trop aicre, qui picote les fibres de l'eſtomach, & y cauſe cette cenſation triſte & fâcheuſe, qui fait appeter les malades : à cauſe que l'alcali de ces Eaux émouſſent les pointes de cet acide vicié, & que l'eſprit acide qui regne dans toutes les Eaux minerales, le ramene à ſa nature douce & agréable. Le chile étant trop viſqueux & trop groſſier par la ſupériorité de l'acide condenſant, pour être porté à la maſſe du ſang, au travers des veines auſſi délicates que les lactées, ſe diſſoud par l'alcali que nos minerales contiennent, ſe rend coulant & liquide par leurs fluiditez, & ainſi propre à faire ſon chemin pour la ſanguinification, d'où ſe fait enſuite la reparation de toutes les parties, qui tombent d'abord dans une extréme maigreur sans ce continuel & necessaire secours. Les fiévres intermittentes causées par les obstructions du pancréas, & par le subacide du suc vicié de cette partie (qui se déchargent tout d'un coup dans de certains espaces de tems & sensiblement contre sa coûtume, est la cause de l'intermission & du froid) sont guéries par la puissance de ces Eaux salubres, les opilations sont ouvertes & ôtées par leur nature dissolvante & coulante ; & ce ferment subacide ramené à son point, reprend son cours ordinaire & insensible.

Les Eaux thermales guérissent la jaunisse causée par la viscosité de la bile, & par les obstructions de ses canaux, qui empéchent sa décharge dans le prémier intestin. Je dis la jaunisse provenante du corps grossier de la bile, à cause que dans sa grande volatilité elle eſt auſſi portée du centre à la circonference, où elle teint la peau : Pour lors nos Eaux ſeroient contraires : étant naturel aux alcalis volatiles de faire la diſſolution des corps coagulez : la bile dans cette rencontre, n'étant deja que trop exaltée, ſe volatiliſeroit de plus en plus, le corps s'échaufferoit, le mouvement du ſang deviendroit plus rapide, par là le malade riſqueroit de tomber dans des inflammations, & dans des fievres ardentes, d'où reſulteroient des Simptômes fâcheux. Nos Eaux font couler les mois ; car dans la ſuppreſſion, le ſang étant rendu trop lent, & trop groſſier, & peut-étre même grumelé dans les paſſages par l'acide, qui lui empéche ſon mouvement ; les Eaux thermales le diſſoudent, le liquifient, & le rendent propre à prendre les routes naturelles qu'il doit ſuivre.

Enfin elles chaſſent la gravelle, & diſſoudent même les pierres, parce qu'elles détruiſſent l'acide, petrifiant & les viſcoſitez d'où elles tirent leurs matiéres. La remarque de M. le Bourguemaître Riga, raportée dans les obſervations écrites par Monſieur Blondel à Monſieur Gaën, en ſon tems renommé Medecin de Liége, prouve que la viſcoſité eſt la matiére de la pierre, & de la gravelle, qui s'endurcit petit à petit, ou plûtôt dans un inſtant, ſelon la penſée de Helmont dans ſon Traité *de Læthiaſi.*

Je veux croire avec lui, que les Anciens ont eu tort d'attribuer à la chaleur la cauſe formelle de la pétrification, & je crois que l'acide petrifiant, embrioné dans la viſcoſité, fait cet effet. Voiçi l'obſervation de M. Blondel:

« il est assuré que pour la grande pierre ces Eaux en appaisent la douleur par leur chaleur actuelle, qu'elles corroborent la vessie, qu'elles dissolvent toutes excrémenteuses viscositez, & qu'elles brisent les pierres : ce qui a été souvent-fois observé par le S. Bourguemaître de Riga, qui, étant afligé de pierres à la vessie beuvoit ces Eaux, & passant ses urines par un linge, trouvoit quelques gros flegmes, lesquels il gardoit sur du papier, & étant seulement de la sorte, ils devenoient pierreux. Cette remarque a été cause que nous avons fait une plus exacte recherche de ces Eaux dans leur vertu, prennant une pierre quittée par un homme depuis long-tems, & l'avons mise en infusion dans l'Eau de la Fontaine pendant trois jours chaude-

„ ment, & l'avons trouvée amol-
„ lie & reduite en flegme mol.

Si cette experience prouve que la viſcoſité eſt la matiére phyſique de la pierre, la pétrification qui ſe fait à l'air, témoigne que ſon acide menne enfin à l'act la diſpoſition qui eſt dans cette viſcoſité : Ainſi il ne ſeroit pas ſurprennant que les pierres ſe condenſaſſent en un inſtant dans les corps vivans, où l'acide eſt beaucoup plus efficace pour pétrifier à la rencontre d'une matiére diſpoſée à la pétrification; Mr. Helmont prouve la poſſibilité dans le mélange de deux corps; Et Mr. Oliva aſſez connu dans Aix & ailleurs, m'a aſſûré de pouvoir produire une pierre par un pareil mélange.

Il eſt inutile, & je ſerois même trop long, ſi je devois raiſonner de l'action de nos Eaux par la boiſſon ſur toutes les maladies internes cauſées par l'acide. Je paſſe à celles qui trouvent leur gueriſon par les bains. Les maladies exterieures dépendent de la meſintelligence des ſels acido-volatiles, & alcalino-volatiles, auſſi-bien que les interieures, dont bien ſouvent elles ne ſont que les ſimptomes. Par exemple : Les ſchirres, les chancres, les ulcéres, les dartes, la galle, les goutes noüées, flatueuſes chaudes & froides ; les rheumatiſmes ; les paraliſies, double & ſimple ; la froidure, le gonflement ou l'œdéme, & l'atrophie des membres ; car le ſuc nourricier dans la cachexie de l'homme & de la femme, qui ne provient que du déſordre de ces fermens, étant porté à toutes les parties degénere dans une gelée viſqueuſe, les eſprits languiſſent de plus en plus, l'archée eſt opprimée, & laiſſe prendre à cette pituite des caractéres ſi contraires à la nature, qu'elle s'en met en fureur (pour parler dans le ſens de Helmont) & fait ſentir à nos pauvres corps les effets de ſa rage par les douleurs les plus ſenſibles, & les plus cruelles.

Preſque tous ces maux que j'ai nommez, reçoivent guériſon, ou au moins de l'adouciſſement par les bains de nos Eaux thermales : Elles agiſſent par la chaleur actuelle & par les eſprits qu'elles contiennent ſur ceux qui languiſſent dans la circonference des corps : Ils ſe raniment par ce nouveau mouvement, & ſecourent l'archée, qui agiſſant pour lors avec force & activité ſur cette gélée viſqueuſe impregnée d'acide (quelque-fois fort acre & dépravé) la diſſoud, l'adoucit & la rend propre à retourner à sa nature de suc nourricier, ou au moins à être transpirée comme excrementeuse & inutile : peut-être même, & il est certain que nos Eaux par les bains agissent sur la cause efficiente interieure de ces maladies, qui est l'acide dans la masse du sang, & même dans les prémieres voyes.

Les parties subtiles de nos Eaux peuvent bien pénétrer jusqu'à là ; car si les parties transpirent par leurs pores, on prétend avec raison qu'ils respirent de même : Les cantharides appliquées aux deux mains, causent des urines sanguinolentes : On prend la galle par l'attrouchement, & même le gand d'un galleux : l'hidrophobie, ou la rage, se communique par la morsure exterieure, ou simplement par le contact de la salive de l'animal enragé. Le mercure coulant froté aux plantes des pieds agit ſur la maſſe des humeurs, & porte ſes effects juſqu'à la bouche : pourquoi nos Eaux ne pourroient-elles pas operer de même ſur les maſſes interieures du ſang & des humeurs. L'experience que j'ai raportée aprés Beker, à la page 43. de la partie ſeconde de ma *Circulation des Eaux*, nous apprend que les eſprits ſubtils des Eaux thermales ne doivent rien, ou plutôt ſurpaſſent ceux du Mercure : ceux-là ſont ſi penetrans, qu'ils paſſent le verre le plus ſolide & le plus épais ; & ceux-ci étant enfermez dans un vaſe de cette matiere bien fermé, & étant un peu agitez par les parties ſubtiles du feu, ne trouvent pas d'autre methode d'en ſortir, que de le rompre & de le briſer : Puis donc que les eſprits contenus dans nos Eaux, ſont ſi ſubtils, il n'eſt pas étonnant qu'elles agiſſent par les bains dans l'interieur de nos corps, & que ces petits agens penetrent juſqu'à la moëlle au travers des os, qui ſont leurs parties les plus ſerrées & les plus impénetrables.

Ce contact ſubtil & phyſique des Eaux thermales ſur nos corps, a été inconnue à Monſieur Lam-Werde, autrement il ſe ſeroit bien gardé d'avancer qu'il n'y en avoit point, & que les parties aqueuſes, les eſprits, & les ſels metalliques, que les Eaux thermales contenoient, ne pouvoient être aſſez puiſſans & ſubtils pour pénetrer la ſolidité des vertebres, & corriger la matiére peccante de la moëlle allongée, enfermée dans leur interieur : *Nec thermarum aquas, nec metallorum ſalia iiſdem diſſoluta &c. ſufficere ad peccantem materiam è ſpinali me-*

dulla ejuſque prolongatis nervis, utpotè intra oſſeam vertebrarum fiſtulam reconditis expellendam, quia in omni reali actione Phyſicus requiritur contactus, quem non admittunt aquarum mineralium in minimas etiam guttas & particulas diviſarum craſſities. Lam. W. pag. 57.

La gueriſon poſitive, & deja pluſieurs fois parachevée de beaucoup de maladies de l'interieur par les ſeuls bains de nos Eaux chaudes d'Aix, acheve de prouver leur contact ſubtil & phyſique. On n'a qu'à lire dans les obſervations de Monſieur Blondel, à Meſſieurs Didier & Gaen, ou dans le Livre que cet Autheur a écrit de ces Eaux en latin, au paragraphe prémier des maladies gueries par les Bains, page 131. 132. & les ſuivantes. On verra combien d'aſtmes, de paraliſies

ralisies, des catharres, des goutes, des coliques, des affections hypocondriaques &c. ont été gueries dans des personnes illustres & dignes de foi. Je me serois ennuieux à moi-même, & je croirois être importun à mon Lecteur si je devois les repeter.

Je conclus ce Chapitre, en assurant que les bains guerissent la sterilité, pas pourtant de la maniére que Glauber raporte, au mépris des Eaux thermales, quand il dit, à la page 70 de la partie V. de la prosperité de la Germanie: *Amant acidulas & thermas juvenculæ, quæ apud suos effetos & annis obsitos maritos tantum caloris non offendunt, ut gravidæ evadere queant: in acidulis autem & thermis occurrunt quovis tempore, agiles & robusti & succi viriumque pleni socii, qui procul dubio eum in finem in dicta loca ſe recipiunt ut frigidis illis mulierculis calida ſuppoſitoria & emplaſtra uterina fertilitatis conciliandæ & ſterilitatis amovendæ cauſâ applicent : Ejuſmodi mulierculis priſtinæ valetudini reſtitutis, & domum reverſis, poſt aliquot menſes mariti comperiunt, quàm efficax thermarum & acidularum uſus in uxoribus ſuis fuerit.*

Il y a pluſieurs cauſes de la ſterilité : La cachexie univerſelle, la temperature froide, trop ſeche, ou trop humide. La boiſſon & les bains de nos Eaux thermales chaſſent la cachexie univerſelle. Les bains un peu chauds ôtent l'humidité ſuperfluë du corps, & de la matrice, en rarefiant les parties, qui ſe diſſipent enſuite par la tranſpiration. Les bains tiedes par les parties aqueuſes humectent, pénétrent & amolissent les viscositez qui empéchent l'ouverture de la matrice, les lavent & les entrainent peu à peu. Nos Eaux font ces effets beaucoup plus promptement, si on en fait des injections avec une seringue appropriée à cette operation. Je trouve l'instrument, qui est de l'invention de Monsieur Vicaire, beaucoup à propos : les femmes ne devroient avoir aucune pudeur de s'en servir, si elles veulent devenir fertiles, supprimer les flux blans, & faire couler leurs mois. Par ce moyen l'Eau thermale agit à la partie par un contact prochain & efficace, tout le tems qu'elles sont dans les bains ; ce qui leur apportera bien-tôt le comble de leurs souhaits. La planche ici jointe porte le dessein de cet instrument qu'on devroit trouver préte aux bains pour le besoin de celles qui s'en peuvent ſervir, c'eſt à dire qu'il ne peut pas étre de l'uſage du ſexe en general: Les Medecins, qu'on doit de neceſſité conſulter avant de s'en ſervir, ſçauront bien faire le choix du ſujet, du temps, & l'élection des perſonnes, qui s'en pourront ſervir avec utilité.

Le buis eſt la matiére la plus propre à faire cet inſtrument. Sa groſſeur doit étre proportionnée au ſujet, ſa longueur doit ſurpaſſer celle du conduit, afin de le pouvoir retirer facilement, & de faciliter une libre entrée à l'eau du bain: les bords, qui doivent toucher à la matrice, ſont marquez A, & doivent étre arrondis par dedans, crainte de la bleſſer, l'ouverture marquée B. eſt pour donner le paſſage à l'eau, C C C. ſont des ouvertures qui laiſſent pénetrer l'eau de tous les côtés.

CHAPITRE VI.

La régle & la Diéte qu'on doit observer en beuvant les Eaux thermales, & en se baignant.

NOus venons de voir dans le Chapitre précedent, que les Eaux thermales guerissent les maladies de l'interieur & de l'exterieur causées par l'acide peccant en qualité ou en quantité & du défaut de fluidité dans les humeurs : Ce qui ne manque jamais d'arriver, si on observe la régle & la diéte necessaire dans les cures qui se font par la boisson seule, ou par les bains, ou par l'un & par l'autre au méme temps; ce qu'on peut nommer cure mixte. Quoi qu'il paroisse que ce ſoit beaucoup haraſſer & debiliter les corps par cette cure, il ſe rencontre ſouvent des cas où il faut uſer de la boiſſon & des bains en un même jour : Par exemple, lors qu'un ſujet cacochime eſt diſpoſé à la leucophlegmatie, boit les Eaux thermales, toute l'habitude du corps ne manque preſque jamais à ſe gonfler, comme s'il étoit ſouflé ; ce qui provient de la rarefaction de la pituite excrementeuſe, dans laquelle le ſuc nourricier eſt degeneré, & dont les parties ſolides ſont abbeuvrées. Dans cette action, cette pituite s'éleve, ſe dilate, prend un plus grand volume, & gonfle ainſi l'habitude du corps. Les bains pour lors ſont neceſſaires, les parties ſubtiles de l'eau thermale s'introduiſent, hachent, & diſſoudent cette gélée viſqueuſe, la rendent propre à être transſpirée, d'autant plus facilement que le chemin lui eſt rendu facile par l'eau, qui lave, & ouvre les pores du cuir.

La coûtume a mis de la mode de purger les corps avant & après la boiſſon des Eaux minerales. Je ne veux pas l'improuver principalement dans les corps cacochimes. Il faut faire le choix des purgatifs avec bien de la précaution quand on veut ſe ſervir des plus actifs : Ils échauffent le corps, & irritent la maſſe des humeurs. Les purgatifs les plus doux ſont ceux que je conſeille pour préparer le corps avant la boiſſon & les bains : par exemple, les potions composées de ſenné, de rubarbe, de manne, de ſiropes, de fleurs de pechers, de roſe, de violet &c. Il y a des perſonnes à qui deux ou trois onces de ces sirops délaiez dans le prémier verre d'eau, suffisent pour commencer & finir ; & même, s'il leur survenoit de temps en temps des constipations en beuvant les eaux : Car elles agissent diversement selon les differentes effervescences qu'elles causent dans le corps : Dans les uns elles provoquent le vomissement, cela lorsque l'effervescence se fait dans l'estomach, & qu'il est rempli de beaucoup de pituites excrementeuses : elles poussent par les selles, lorsque le combat se fait dans les intestins ; par les urines, & par les sueurs, lorsque la fermentation se relève dans la masse du sang par leur moyen.

Je coupe court sur la seignée, je me contente de dire qu'elle est quelque-fois necessaire pour préparer les corps à l'usage des Eaux minerales, & qu'elle produit de bons effets quand elle eſt executée avec prudence : elle donne plus de liberté au ſang de circuler & elle rafréchit beaucoup le corps, ſi elle eſt faite du bras gauche. Liſez ſur ce ſujet la diſſertation de Monſieur l'Ange dans le Journal des Sçavans ; ou vous en pourrez voir le fragment au quatriéme Diſcours de l'Analiſe des Eaux minerales ferrugineuſes de Tongres, que j'ai donné au Public.

La quantité qu'on doit boire ne ſe peut fixer : il faut, dit très-bien Abheers dans ſon Traité des Eaux de Spa, page 115. « que chacun conſulte combien « d'eau ſon eſtomach peut por- « ter, il faut qu'il examine le « tems qu'il reſte pour s'en dé- « charger, & que cette régle « lui demeure toûjours à la bou « che : *Quiſque ergo cum ventriculo rationem ineat, quantum aquæ ferre poſſit & quà cito illam egerere, hancque ſemper regulam in ore habeat.*

Il eſt impoſſible de régler autrement la meſure, que par nos ſens : Dez que l'eſtomach eſt trop rempli, on ſouffre beaucoup de la peſanteur des eaux : Pour lors il faut ceſſer de boire, crainte d'énerver les fibres, mais quand elles paſſent bien, on ne peut preſque en trop boire, comme dit très-bien le même Abheers : *Quantò quis plus biberit, eò meliùs habebit, dummodò aquas benè egerit.* C'eſt peut-être ſur ce principe, que le Sçavant Monſieur Migniot, dans ſon traité des Eaux minerales de Saint Amand, avertit les beuveurs de ne pas ceſſer de boire, quoi qu'ils ſentent l'eſtomach appeſanti pendant deux ou trois heures, car (dit-il) „ il vaut mieux d'être incom- „ modé pour si peu de temps, „ que n'en prendre pas suffisan- „ ment. Il est bon de dire que „ quoi qu'elles passent bien, elles „ ne passent pas également vîte. „ J'ai veu des beuveurs à qui el- „ les ne passent que peu avant „ dîner, mais abondanment a- „ près ; d'autres à qui elles ne „ passoient que la nuit ; & ceux- „ là le plus souvent s'en trou- „ vent mieux, par le plus long „ séjour que font les principes des „ eaux, qui est suivi des plus „ heureuses fermenta tions. *Mi-gniot traité des Eaux de Saint Amand pag.* 58.

Je suis d'avis que les Eaux minerales ne peuvent apporter aucun inconvenient par leur longue demeure dans les corps, mais encore ne voudrois-je pas qu'on fiſt tous les jours violence à l'eſtomac : Il ſe fait bien ſouvent une plus heureuſe diſtribution d'une petite quantité d'eau, que d'une grande. Pourquoi ſe riſquer à ſe porter dans les indigeſtions, en le violentant : Ce ſeroit (comme dit le Proverbe) tomber de fiévre en chaud-mal ; ou, comme dit le Poëte, *volens vitare ſcyllam, incidere in charybdim*; Car du moment que la prémiere digeſtion ne ſe fait pas, toute la belle harmonie du corps ceſſe bientôt.

Ceux qui n'en ont jamais plus beuës, doivent peu à peu découvrir la portée de leur force, commencer les prémiers jours par quelques verres, & augmenter la doſe chaque jour de quelqu'uns, juſqu'à ce qu'ils ayent attrapé la juſte meſure. Il eſt dangereux de ſe remplir ſubitement, & de paſser d'une extremité à l'autre : Il faut un milieu dans toutes les choses du monde. Le trop, dit sçavanment Hipocrate, est l'ennemi de la nature, *omne enim nimium naturæ inimicum* : & le peu la rend imparfaite.

Dez qu'on a trouvé la mesure convenable des eaux qu'on doit boire, il est de nécessité d'en user jusqu'à ce qu'on se trouve dans l'état naturel qu'on étoit avant la maladie : Les complexions ne sont pas égales : les unes sont plus robustes, les autres moins : Ce seroit se flater que de croire que les eaux pourroient changer la nature des principes embrionez dans la conception.

Il reste à sçavoir si on doit boire la quantité d'eau qu'on est accoûtumé de prendre en une ou plusieurs heures : Je dis qu'il est beaucoup meilleur de les boire petit à petit, & que de s'en charger subitement, l'estomac en souffre trop, & ne fait point une si bonne distribution. Il suffit quand on a beu trente à quarante onces pour commencer, de les boire à mesure qu'on les décharge.

On trouve à Aix-la-Chapelle dans six maisons differentes toutes les commoditez pour se baigner & pour suer. La plus magnifique est celle de *l'Empereur* : Elle contient cinq bains : on prétend que Charle-le-Grand les avoit fait édifier : Depuis l'incendie le Magistrat les a fait réparer, & ils ont toûjours retenu le nom Auguste *d'Empereur*, à cause que c'étoit dans cet endroit que ce Monarque prennoit le plaisir de se baigner avec les Princes ses enfans, & les Grands de sa Cour.

Les petits bains ne sont pas moins commodes.: Ils ont leurs

sources communes avec ceux de *l'Empereur* : Ceux de Saint Quirin ont leur puits particulier, & ont leur commodité comme les autres. Les bains de ces trois maisons sont égaux dans leur puissance medicale.

Les bains de *Saint Corneille*, de la *Rose* & des *Pauvres* sont beaucoup plus chauds : Entre ceux de la prémiére Maison de ces trois dernieres, il y en a de trois differens degrez de chaleur, on les nomme par distinction le *Paradis*, le *Purgatoire* & *l'Enfer* : le *Paradis* est un bain de délice, pour ceux qui veulent se délasser ; le *Purgatoire* fait souffrir par sa chaleur ceux qui se baignent, & *l'Enfer* est fort difficile à supporter.

La Maison de la *Rose* très-belle & très-bien bâtie, a quatre bains fort propres, & fort commodes.

Le bain des pauvres eſt bien le meilleur pour la force medicale : Il eſt au libre uſage de ceux qui s'en veulent ſervir : les Pauvres s'y baignent péle-méle dans leur prémiere nudité. Il y a un ſecond pour les femmes, bien bâti, fort propre, & aſſez commode : mais l'eau thermale n'en eſt que tiéde, & n'eſt pas ſi efficace que celle du prémier, on ſe ſert de la douche preſque dans tous les bains, on pompe l'eau thermale des puits, & on la fait jaillir avec force ſur les parties qui ſouffrent : Il eſt ſûr que cette façon de fomenter, pénétre beaucoup, & qu'elle fait très bon effet, quand l'humeur eſt impacte & profondément cachée dans la partie : elle ſert auſſi lorſque certaines cauſes empêchent de plonger tout le corps dans le bain.

Le

Le temps le plus propre pour ſe baigner ſe doit choiſir le ſoir & le matin , quand l'eſtomac a fait la digeſtion : Il eſt trés-mauvais d'entrer dans le bain d'abord aprés le repas , la chilification ſe trouble , & la tête ſe charge , d'où naiſſent des cephalalgies , des vertiges , des cardialgies , des ſyncopes &c. Il faut conſulter ſes forces pour connoître le temps qu'on doit demeurer dans le bain : Il eſt bon à ſçavoir qu'on n'y peut demeurer long-tems dans le commencement , le prémier jour une demie-heure ſuffit , le ſecond un peu davantage , le troiſiéme de même , juſqu'à ce que le corps y ſoit accoutûmé inſenſiblement. La regle generale pour en ſortir , eſt quand les artéres font ſentir leur pulſation , & que la ſueur commence à découler du front , il ne faut pas se fatiguer, l'estomac en patit trop, & il survient un dégout de toute sorte d'alimens.

La prudence pour le degré de chaleur dans les bains est plus necessaire qu'on ne croit. Les abus qu'on commet, sont la cause de plusieurs inconveniens qui surviennent. Le bain tiéde est celui dont on tire le plus d'a[illegible]antage: Jamais il n'en arrive d'infortune, mais des deux extremitez, sçavoir chaud & froid, on doit s'attendre à bien des maux. Les bains trop chauds fondent les humeurs, & les reduisent en vapeurs, les asthmes, les fiévres ardentes, la soif insupportable, l'insomnie, l'éresipelle, & l'excoriation de la peau en proviennent. J'ai veu arriver de cet abus des difficultez de respirer épouvantables: entre les autres, un Gentilhomme Irlandois, soit par inadvertence, ou qu'il crût d'avancer sa guérison, prit les bains si chauds, qu'il tomba dans un échauffement de tout le corps, & dans des insomnies : étant couché dans son lit, une telle difficulté de respirer le prit, qu'il fut obligé de se lever, & de se trainer à une fenêtre pour respirer l'air, crainte de suffoquer. Cela n'est pas étonnant, ce Gentilhomme étoit assez corpulent, la chaleur avoit reduit les humeurs & la masse du sang en vapeurs ; les vessicules pulmonaires en étoient si remplies, qu'il ne restoit presque plus de place pour l'air qui arrivoit par la respiration, jusqu'à ce que la fenêtre étant ouverte, les vapeurs dans les vessicules se condensérent peu à peu par l'air de dehors plus froid que celui de la chambre, & prirent un plus petit volume, ce qui donna enſuite plus de liberté à la reſpiration. Le bain froid condenſe les humeurs, rend le ſang peu propre à circuler, cauſe des obſtructions dans les veines lactées par le chile, qu'il rend viſqueux, & dans les divers couloirs des autres viſcéres par la pituite excrementeuſe. Vous donc qui devez prendre le bain pour votre ſanté, je vous prie de vous en ſervir avec prudence, & je vous conjure avec *Savonarola*, de ne pas accuſer nos Eaux des inconveniens qui vous arriveront par votre propre negligence : Je vous aſſûre en verité que les bains d'Aix ſont des ſanctuaires dignes des plus grands honneurs : *Magna etenim debet eſſe in recipiendis balneis obſervantia, quoniam neglecta cùm fuerit, homines ſic facilè ad pravas perducunt ægritudines, tum quoniam magnâ veneratione digna sunt. Obsecro itaque, & vos obtestor qui balneorum beneficio gaudere cupitis, ut in eorum observando cultu, tanto cum periculo, tamque cum pravâ negligentiâ vos non comprehendat, ne quod indebito regimine vestro vobis contigit, illis attribuatis: Est enim balneum sanctuarium quoddam magno honore dignum.* Michaël. Savonarol. *de balneis, Lib.* II. *cap.* 6.

Il est convenable qu'on prenne tous les jours les bains à un même degré de chaleur : C'est en cela que Fallopius, au Livre septiéme des Eaux thermales du Champ de Pise, fait consister les bons effets que ces Eaux produisent: *Effectum bonum oriri, quia calida oritur, & eodem semper tenore calefacit.*

Il y a de certaines rencontres

où il est de necessité de souffrir les bains fort chauds : pour lors il faut s'accoûtumer peu à peu. A Aix la Chapelle d'ordinaire, on commence par les bains de *l'Empereur*, par les *petits bains*, ou par ceux de *Saint Quirin*, qui sont doux, & comme nous avons dit, égaux dans leurs sources, & l'on poursuit par les bains de *Saint Corneille* ou de la *Rose*, qui sont beaucoup plus forts.

Il faudroit avoir des marques certaines pour connoître les divers degrez de chaleur dans les bains, afin qu'on pût se régler parfaitement, & que chacun entrât au degré qui lui seroit propre : on pourroit les entretenir ainsi, & même en augmenter la chaleur à tel degré que les Medecins le trouveroient convenable. Mrs. Deuschen, Oliva, & les autres Practiciens d'Aix se sont servis du thermomêtre à cet effet, quand il s'eſt agi de baigner avec prudence les perſonnes de la prémiére qualité, comme les Electrices Palatines & Brandenbourg. La ſanté du moindre de nos prochains, qui ſe confie à nous, demande à notre conſcience une attention auſſi particuliére, que celle que nous aurions pour la prémiére perſonne du monde. Il eſt vrai que pluſieurs Medecins d'Aix, par la coûtume qu'ils ont à entrer dans les lieux où l'on ſe baigne, peuvent juger à leur entrée, de la chaleur du bain; Mais comme le grand nombre des malades qui ſe rencontrent à la fois, empêchent les Medecins de les aider tous de leur préſence, d'autant plus qu'une ſeule perſonne de la prémiére qualité eſt capable d'occuper un Medecin, & que tous les malades entrent dans les bains preſque à la même heure ; J'ai jugé de la derniére conſequence, pour le ſoulagement des Medecins, & l'utilité de ceux qui prennent les bains, de donner dans la planche à la page 68. le modéle de 2. inſtrumens démonſtratifs, & de décrire içi la maniére de les dreſſer & de s'y connoître : La dépenſe en ſera fort mediocre, ce qui me fait eſperer que les Directeurs des bains ne negligeront pas d'en faire mettre par tout,

L'inſtrument marqué B eſt un matras de verre, dont la tête doit étre de ſix pouces de diamétre, le col d'un demi-pouce, & ſa longueur de trente-deux. Empliſſez la téte d'eſprit de vin bien rectifié : donnez-lui une couleur jaune, rouge, ou verde, ou telle autre qui ſera de votre gout : fermez le matras hermetiquement : placez cet inſtrument ſur un pilaſtre plat élevé dans le bain, qu'il ſoit à un quart de pied diſtant de l'horiſon de l'eau, afin qu'elle puiſſe agir ſur l'inſtrument par le contact de ſes vapeurs chaudes : Tant plus d'eſprit alkohol du vin ſe dilatera dans le col du matras, d'autant plus le bain ſera chaud ; d'autant plus il ſe reſſerera du côté de la boule, tant plus il ſera froid.

L'inſtrument marqué C. dénote auſſi les divers degrez du chaud & du froid d'une maniére contraire : Plus la liqueur montera vers la partie ſupérieure, plus froid ſera le bain ; tant plus deſcendera-t'elle vers le vaſe inferieur, plus chaud ſera-t'il, à proportion des degrez. Cet inſtrument ſe fait avec un matras de même figure, & de même grandeur que l'autre : Au lieu d'eſprit de vin, mettez de l'eau dans un vaſe ouvert, à peu près de la capacité de la téte du matras, que vous préſenterez au feu, afin qu'elle s'échauffe peu-à-peu : Puis vous renverſerez ſon col perpendiculairement dans le vaſe rempli d'eau : pour ſe connoître au mouvement de ces inſtrumens demonſtratifs, il faut partager le col en deux parties égales, & marquer un ſur le point d'égalité, & le reſte des degrez en haut & en bas, de la même maniére que vous le voyez dans le deſſein. Dans l'inſtrument B. le regne du chaud eſt à la partie ſuperieure, & celui du froid à l'inferieure, Dans le C. le chaud tient ſon ſiége à la partie inferieure, & le froid à la ſuperieure : d'où viennent ces mouvemens contraires ? Il ſeroit beau de philoſopher là-deſſus : Je le laiſſe pour une autre occaſion ; cela n'étant pas de mon ſujet, me ttaineroit dans une digreſſion trop longue.

Quand les bains ſeront munis de ces inſtrumens, on ſe baignera avec une regularité, dont on ne peut eſperer qu'un effet avantageux pour la ſanté, & même pour la reputation des Eaux, qui ſans doute s'agrandira. Il eſt bon qu'on ſçache qu'avant de ſortir du bain, il faut qu'on faſſe monter la chaleur d'un demi-degré de plus qu'il n'étoit quand on eſt entré dans les bains, & même davantage pour ceux qui ſeront d'envie de ſe faire ſuer en étant ſortis : Sur cela on conſultera les habiles Medecins qui ſe trouvent ſur les lieux, ils avertiront les malades ſelon leurs divers beſoins à quel degré ils devront entrer, & à quel degré ils devront ſortir. Ce qui empêchera les inconveniens qui n'arrivent que trop ſouvent par les irregularités.

On devroit faire plus de cas, qu'on ne fait, des bains vapoureux de nos eaux : Ils ſont trés-efficaces : on coffreroit de pierre ou de bois ſur chaque ſource à peu de fraix ; les parties les plus ſubtiles pénétreroient dans les corps, & feroient des effets ſurprennans pour la guériſon de certaines maladies : ce qui ſe perd de nos eaux par la ſubtilité, & que nous ne pouvons arréter par l'art, n'eſt pas ce qui eſt en elles de moindre vertu. Si les œufs enfermez dans un vaſe de verre ſuſpendu dans leurs vapeurs en ſont fort caracteriſez, & conſervez dans leur entier ; à plus forte raiſon, le corps humain, dont le cuir a tant de pores, peut recevoir cette impreſſion ſalutaire des parties ſubtiles qui ſe diſſipent.

La diéte contribuë beaucoup à faire réüſſir les Eaux minerales : ſi on les boit de ſaiſon, ſi on tache à ne s'expoſer qu'à un air ſalutaire, ſi on n'échauffe pas les corps par trop de mouvement, ſi on ne laiſſe pas groſſir les eſprits animaux par trop de repos, ſi on veille autant qu'il faut, & ſi on ne dort pas trop, ſi on évite les paſſions de l'ame, & ſi on ſe donne ſans excés à celles qui contribuent à la ſanté, ſi on boit, & l'on mange ce qui eſt propre, & autant que l'on doit; & enfin ſi on retient ce qui eſt neceſſaire, & ſi on rejette ce qui eſt excrementeux pour le corps: On ne doit pas douter de recuperer la ſanté qu'on recherche.

Quant à la ſaiſon de l'année qu'on doit choiſir, & la conſtitution de l'air qu'on doit éviter, j'en parlerai au Chapitre ſuivant.

Le mouvement du corps eſt neceſſaire pour faire paſſer les eaux; Il augmente la chaleur naturelle, éveille les eſprits, avance la diſtribution des humeurs alimenteuſes, & la décharge des excrementeuſes, mais il doit étre lent & moderé ; celui qui ſe fait avec violence, enflamme & endurcit les parties ſolides, & diſſipe les parties liquides, d'où naiſſent bien des inconveniens, tellement que les beuveurs, & ceux qui prennent les bains, ne peuvent trop étudier la moderation dans le mouvement de leur corps, ſoit qu'ils ſe promenent à pied, à cheval, ou en caroſſe ; ſoit qu'ils danſent, ou qu'ils paſſent le temps à d'autres exercices.

Pour le ſommeil, il doit étre moderé : neuf heures du ſoir eſt le temps de ſe coucher, & quatre le matin celui de ſe lever pour ſe préparer aux eaux, ſoit qu'on les veuille boire, ſoit qu'on ſouhaite d'entrer au bain.

Il faut laiſſer tous les ſoucis à

la maiſon, éviter l'excès des autres paſſions de l'ame, ne reſpirer que la joïe, & paſſer le tems à mille petits diſcours honneſtes & facetieux.

Que le ventre ſoit toûjours libre, ſoit en beuvant les eaux, ſoit en ſe baignant : Ceux qui ſont ſujets aux conſtipations ſe trouveront bien des lavemens familiers, mais outre qu'ils repugnent à pluſieurs perſonnes, il faut ſouvent les laiſſer à cauſe qu'étant journaliers, ils ſe tournent en habitude, & rendent la nature pareſſeuſe à faire ce qu'elle doit : On peut ſe ſervir, pour lors, d'un julep purgatif, comme celui que Monſieur Vicaire raporte, ou des corinthes laxatifs en conſerve : le julep ſe boit trois à quatre onces à la fois, ſoit en ſoupant, ſoit en dinant, & la doſe des corinthes eſt une pleine cuillerée, une heure avant l'un ou l'autre repas.

Julep laxatif de Vicaire.

Prennez quatre ſcrupules de ſenné choiſi, deux ſcrupules de canelle & un ſcrupule de bois de regliſſe concaſſez, verſez ſur le tout une chopine d'eau boüillante, laiſſez-le en infuſion pendant une demie heure, paſſez-le par l'étamine, que l'expreſſion ſoit legere, & adjoutez à cette infuſion une once ou deux de ſirope de violette.

Préparation des Corinthes,

Prennez une livre des Corinthes bien nettoyées & proprement lavées, une once d'écorche d'orange découpée en très-petites parcelles, faites cuire le tout dans quatre livres d'eau minerale juſqu'à la diminution du tiers. Separez le jus par l'étamine, & gardez les corinthes à part. Prennez deux onces

onces de ſenné & une demie once de canelle, verſez deſſus v[illegible]e jus de corinthe boüillant, laiſſez infuſer ces drogues tiédement pendant la nuit, le matin ſeparez l'infuſion par l'étamine, rejettez-la ſur les corinthes, ajoûtez quatre onces de ſucre fin, & laiſſez cuire le tout à conſiſtence de conſerve. Notez que quand le corps eſt cacochime & farci de pituite, il eſt bon d'ajoûter à ces remédes quelques ſels deterſifs, comme eſt celui de tartre, d'abſinte, ou de centaure &c. Voiçi les receptes de quelques lavemens qui feront très-bons effets.

Lavement ſimple qui purge très-bien.

Prennez ſenné & ſemence d'anethe, de chaque une once, faites les cuire dans une livre & un tiers d'eau juſquà la diminution de la quatrié me partie, paſſez la décoction, & ajoûtez une once & demie de bon miel, une drachme de ſel gemme, ou une pincée de ſel commun.

Lavement plus composé.

Faites cuire fleurs de camomille, feuilles de mauve, de chaque une poignée, & demie once d'anis concaſſés dans une chopine & un tiers d'eau, laiſſez-le diminuer du tiers, paſſez la décoction comme deſſus, ajoûtez l'électuaire diacatolicon ou diaphenicon au poids d'une once, miel mercurial 2. onces.

S'il s'agit ſeulement de rafraichir les inteſtins, le lavement compoſé de deux parties d'eau & d'une de vinaigre réuſſit très-bien, principalement lorſqu'il arrive qu'on s'eſt échauffé à prendre le bain trop chaud.

La diéte dans les alimens ſolides & liquides doit étre reguliére à ceux qui veulent vivre en ſanté, &principalement à ceux qui ſouhaitent de la recuperer par la boiſſon ou par le bain de nos Eaux minerales chaudes : ſoit à diner, ſoit à ſouper, il ne faut jamais entiérement contenter ſon apetit, le diner pourtant peut étre plus ample que le ſouper : il eſt contraire au bon ſuccès des Eaux d'emplir ſon eſtomach le ſoir, à cauſe que bien ſouvent la digeſtion n'eſt pas entiérement achevée, quand on doit les boire le matin. Il faut choiſir autant que l'on peut des alimens ſolides, de facile digeſtion, bœuf jeune, veau, mouton, chapon au pot, pigeonneaux, perdrix, poulets & autres volailles champêtres & domeſtiques rôties. J'ai parlé au long du choix qu'on en doit faire dans la derniére partie de ma *Circulation des Eaux*, je croirois haraſſer mon Lecteur de le repeter. Il eſt de neceſſité d'éviter les crudités, comme ſont la ſalade & les legumes groſſieres ; les ragoûts ſont défendus & les patiſſeries, à cauſe de leur péſanteur , pas que les épices dans les ragouts nuiſent entiérement , elles contiennent des eſprits propres à chaſſer les eaux , mais elles excitent nouvel apetit , ce qui fait qu'on ſe farcit plus qu'on ne devroit : de plus le mélange de tant de ſortes d'alimens dans un repas eſt nuiſible à la digeſtion.

Il eſt bon de boire quelques verres de vin ſans verdure & bien meur , ce ſont des eſprits qui ſervent de vehicule aux eaux , il faut boire le moins de bierre qu'il eſt poſſible , l'habitude pourtant demande quelque choſe pour ceux qui en ſont accoûtumés : il eſt contraire de boire entre les repas : ſi l'alteration preſſoit trop , que ce ſoit peu, & d'une liqueur qui n'entête pas : ceux qui prennent les bains, y ſont les plus ſujets, je ne conſeillerois pas de boire en baignant, au moins que ce ne ſoit du Thé, ou de la Veronique: la Veronique eſt une herbe aſſez connüe : on en tire la vertu comme du Thé, elle donne à l'eau la même ſenteur, & preſque le même goût que celui-ci, par conſequent les qualitez de ces deux mixtes doivent avoir beaucoup de raport, & même à mon avis, je ne crois pas que le Thé puiſſe être preferé à la Veronique, que par le merite qu'il a de venir de loin, de coûter beaucoup, & d'être fort à la mode. Si quelqu'un a beſoin de bien ſuer, il ne feroit pas mal de boire une taſſe ou deux bien chaudement de l'un ou de l'autre en ſortant du bain, ou s'il aime mieux, un verre ou deux d'eau thermale, comme le conſeille Monſieur Blondel.

Quand on aura bien obſervé la diette, il eſt bon de ſçavoir qu'étant retourné chez ſoi, il faut pendant quinze jours ou trois ſemaines garder à peu prés le même regime qu'on obſervoit quand on faiſoit remede des eaux. Lors qu'on ſouhaite veritablement guérir de ſes infirmitez, rien n'eſt difficile à obſerver, & on ne ſçauroit trop ſe ménager.

Ceux qui ſe trouvent ſeulement ſoulagez, doivent ſe préparer à un prompt retour, dez que la ſaiſon le permettra : des maux, qui ont jetté de profondes racines ne ſe guériſſent pas tout d'un coup. Je ne crois pas qu'il y ait des perſonnes ſi peu ſenſées que de s'imaginer que les Eaux thermales les puiſſent guérir en une ſeule fois des maladies qu'ils auront acquiſes par les débauches ou par la mauvaiſe conduite dans le regime de pluſieurs années.

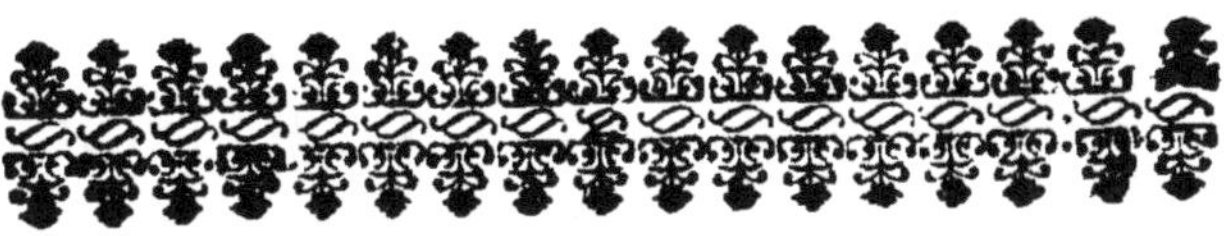

CHAPITRE VII.

De l'élection des ſaiſons, & du temps propre pour boire les eaux minerales, & pour ſe baigner.

LA ſçience des aſtres, & la vertu de leur influence ſur les étres ſublunaires paroit ſi difficile à penétrer, & ſi conjecturale pour le jugement qu'on en doit faire, que les Medecins ſe contentent d'obſerver le mouvement du plus noble & du plus éclatant, qui eſt le Soleil, dont le contact phyſique ſur les corps, convainc nos ſens par ſon action & par ſes effets.

C'est dans les divers degrés de chaleur qui proviennent des differentes rarefactions, que l'élevation diverse de cet astre donne à l'air, qu'on fait consister toute la sçience pour l'élection du tems propre à la boisson des Eaux minerales ; ainsi on estime l'automne & le printems les saisons les plus convenables à boire les Eaux minerales chaudes à cause qu'elles sont temperées. L'été est moins propre, principalement, quand il est fort chaud, & que l'air n'est pas temperé par quelque vent salubre : La boisson chaude pour lors échauffe davantage les corps & les altere. L'hyver est entiérement contraire à cause du froid, du temps pluvieux, des gresles & des frimas qui infectent nos atmospheres ; on peut pourtant boire les Eaux minerales d'Aix en été & en hyver, quand les maladies ne donnent point de treve jusqu'au retour d'une nouvelle saison ; à plus forte raison que les minerales froides, que plusieurs Autheurs conseillent de chaufer, & de se contre-garder du froid dans une étuve, tellement que la précaution, la bonne conduite & l'adresse des Medecins dans ces saisons peuvent suppléer à leur défaut : si en été le tems est trop chaud, il faut boire ou se baigner avant le lever du Soleil, se retirer ensuite dans une chambre assez grande pour promener, qu'on rendra fraiche à force de laver, & qu'on aura ornée de quantité de branches de seaux, de charme ou de chaine nouvellement coupées. Je laisse à parler de la nature des vens pour ne pas digresser, on pourra observer leurs qualités par leur degré distingué sur l'instrument démonstratif que je donne dans la planche à la page 68. Leur connoiſſance n'eſt pas entiérement à negliger : ſur tout les Medecins doivent prévoir, que ceux qui ſont conſiderablement malades ne ſoient pas logez dans des chambres, dont les feneſtres regardent le ſeptentrion, *à ſeptentrione enim omne malum*; celles qui reſpirent l'air de l'orient ſont les plus ſalubres.

Fin de la prémiere Partie.

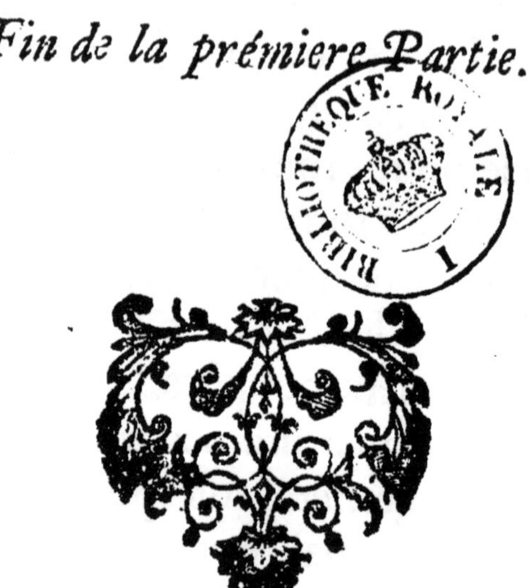

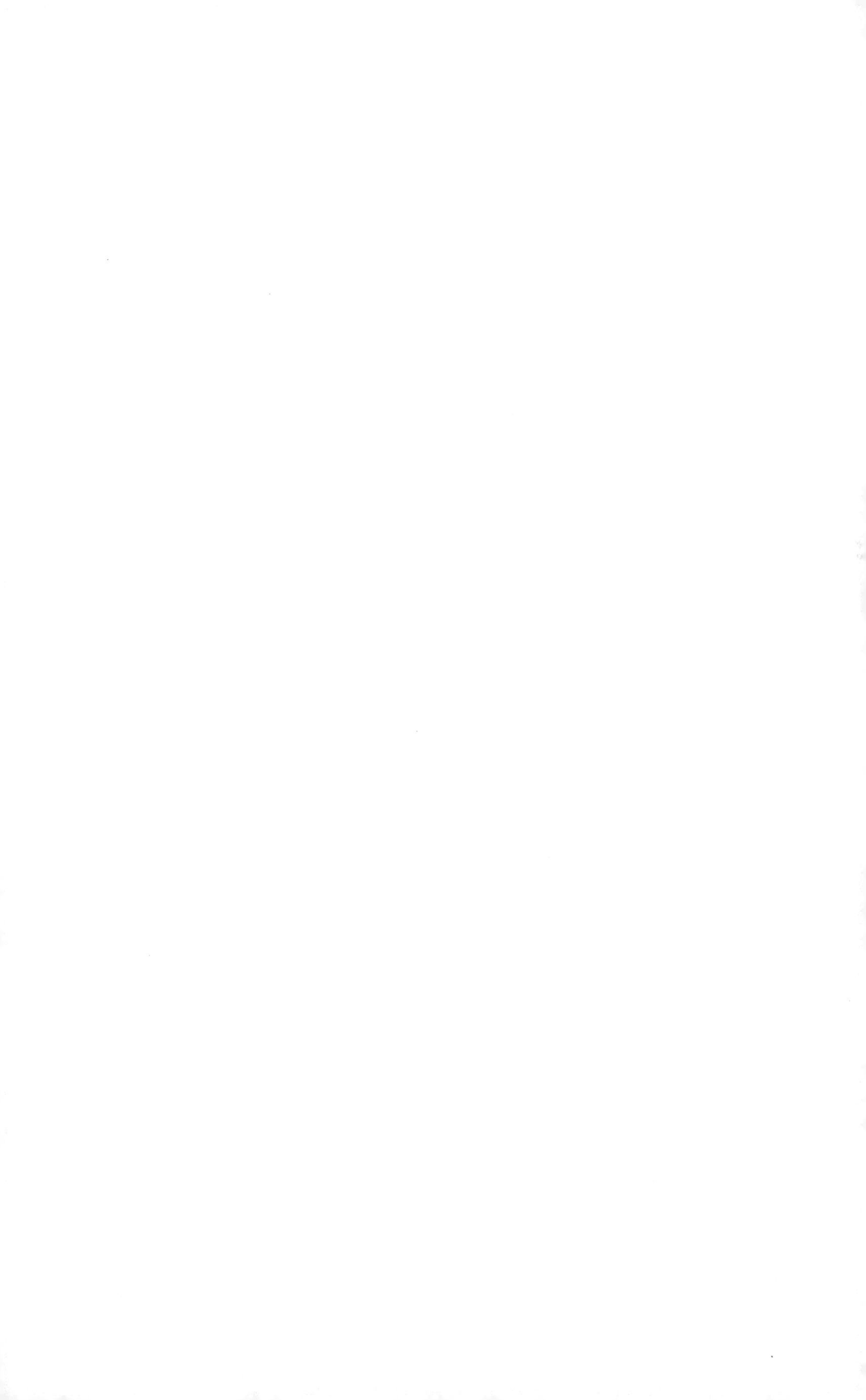

www.ingramcontent.com/pod-product-compliance
Ingram Content Group UK Ltd.
Pitfield, Milton Keynes, MK11 3LW, UK
UKHW021058260726
13994UKWH00002B/572